花を眺める
心乃科学

北尾

죽음을 초월하는 마음의 과학

사는 것은 당신입니다

아라카네 덴린/다카다 아키카즈 지음
박영재/박영삼 옮김

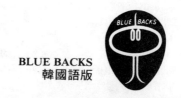

BLUE BACKS
韓國語版

死を見つめる心の科學
生きるのは, あなたです
B-802 © 荒金天倫/高田明和
1989.
日本國·講談社

【지은이 소개】

荒金天倫 아라카네 덴린

임제종 방광사파 제9대 관장. 3년 전 암에 걸려 있다는 것을 고지받았지만 이전과 전혀 다름 없는 평정한 일상과 정력적인 종교활동을 계속하여 많은 사람에게 감동을 주고 있다. 50세에 세키 보쿠오 노사에게 재참(再參)하기 이전에는 후쿠이(福井) 방송 이사 등을 역임했다.

高田明和 다카다 아키카즈

하마마쓰(浜松) 의과대학 교수, 의학박사. 대학원(게이오) 시절의 지도교관으로 있었던 하야시 다카시(林髞) 박사의 영향도 있어서인지 신문기자도 놀랄 정도의 건필(健筆)이지만, 조금 더 본직의 연구(혈전학)를 계속하게 해달라고 하는 것이 본심. 일본 생리학회, 혈전지혈학회 등의 평의원 겸임.

【옮긴이 소개】

朴英才 박영재

서강대 물리학과를 졸업하였으며, 동대학원에서 박사학위를 받음. 1983년 강원대 교수를 역임하였으며, 뉴욕 주립대(스토니 부룩) 이론물리연구소 연구원을 거쳐 1989년부터 서강대 물리학과 교수로 재직하고 있다. 입자물리학 분야에서 지금까지 50여 편의 논문을 국내 및 국제학술지에 발표하고 있으며 역서로 『아인슈타인을 넘어서』『도구와 기계의 원리 I, II』가 있다. 한편 1975년 10월부터 선가(禪家)에 입문하여 꾸준히 선(禪)수행을 해오다 1990년 6월부터 고(故) 종달(宗達) 이희익 노사의 뒤를 이어 선도회 지도법사를 맡고 있다.

朴英三 박영삼

나라현(奈良縣)에 있는 고조(五条)고등학교를 졸업하였고 가나가와현(神奈川縣) 요코하마(橫濱)에 있는 도카이대(東海大) 동양사학과를 졸업하였으며, 현재 번역작업에 몰두하고 있다.

머리말

1988년 4월에 고단샤(講談社)의 블루백스에서 『병은 마음으로부터의 과학』이라는 책을 간행하자, 내용이 조금 어려웠음에도 불구하고, 많은 사람들에게 읽혀졌습니다. 그 때문에 일반인을 대상으로 한 강연회에 불려 나간 적도 많았습니다만, 사람들이 '마음'이라든지 '마음과 몸의 관계'에 대단한 관심을 갖고 있는 것에는 놀랐습니다. 더욱이 노령인구가 늘어난 결과 성인병(암, 심장혈관장애)과 노망의 문제가 사람들의 관심 대상이 되고 있음을 통감했습니다.

이런 강연을 한 후에 "나는 이렇게 하고 있습니다만, 이런 것에 괜찮은 것인지요?"라는 질의 응답이 있었으며 나도 내 생각을 늘어 놓았습니다만 결국 깊이 생각하면 '죽음'의 문제가 최대의 관심사인 것을 알 수 있었습니다. 그것도 종교, 심리학, 정신의학 등 이제까지 논해 온 견해가 아닌, 정말로 실험과 의학자의 임상체험에 의한 것과 통계적으로 의의가 있는 연구결과를 듣고 싶어하는 사람들이 많다는 것을 깨달았습니다.

이제까지는 장수를 가능하게 하는 삶의 태도라든지 죽음을 맞이하는 태도에 관해서는 개인적인 경험담이라든지 '이런 일도 있었다'는 사람 이야기의 "남의 말을 마치 자기 생각인 것처럼 받아 옮김"과 같은 것이 눈에 띄었고, 국제적인 일류 전문지에 발표되어 학문적으로도 신뢰성이 높은 연구결과의 이야기가 매우 적었다고 생각됩니다. 그렇기 때문에 어떻게 해서든지 '삶과 죽음'이라든지 '어떻게 살아가야 하는가'를 과학으로도 인정받을 수 있는 입장에서 해설할 수는 없을까 하고 있었습니다.

마침 하마마쓰(浜松)의 깊은 곳에 있는 임제종(臨濟宗) 방광사파(方廣寺派)의 관장(管長)으로 계신 아라카네 덴린 노사(老師)가 간암 말기임에도 불구하고 강연, 집필활동 및 붓글씨 쓰기를 느긋하게 그리고 정력적으로 활동하고 계시다는 이야기를 듣고 아라카네 노사의 이야기를 들으면서, 이것에 관련된 것을 과학의 입장이나 연구결과의 식견으로 설명한다면 근심을 하고 있는 많은 사람들에게 삶의 희망을 주고 또 나 자신에게도 공부가 되지 않나 생각했습니다.

그래서 방광사를 방문하여 아라카네 노사와 대담하게 되었습니다만, 이 경위는「만남」에 썼습니다. 한편, 아라카네 노사에게 선(禪)의 인가증명(印可証明)을 주신 천룡사파(天龍寺派) 현관장인 세키 보쿠오(關牧翁) 노사와도 만나 여러 가지 이야기를 들었습니다. 이 부분은「종장(終章)」에 썼습니다.

그리고 맨 마지막으로 물리학의 이야기가 나옵니다. 이것은 당돌한 느낌이 들지도 모릅니다만, 현재의 양자역학의 입장은 선이 설명하는 것과 매우 비슷하다고 느끼고 있었기 때문에 이것도 노벨상 수상자인 보어, 하이젠베르크, 슈뢰딩거, 파울리 등의 말을 빌려서 설명했습니다.

양자역학의 창시자라고 할 수 있는 닐스·보어는 1927년 이탈리아의 코모에서 있었던 볼타회의에서 유명한 코펜하겐 해석을 내놓았습니다. 이것에 의하면 "세계는 슈뢰딩거의 파동방정식이 나타내는 이상의 것을 나타낼 수는 없다. 이 방정식은 완전하면서 전부(Complete)다"라고 말하고 있습니다. 선 또한 우주의 근원, 즉 그 자체를 절대적으로 파악하고 있다고 말하고 있으므로, 이 둘은 일치하지 않으면 이상하다고 나는 생각하고 있습니다. 실제로 이 부분은 문헌을 읽으면 읽을수록 비슷하다고 생각됩니다. 그러므로 이 부분도 아무쪼록 무턱대고 싫어하지 말고 읽어 주셨으면 합니다.

이 책이 심한 병에 걸려 생사문제로 고민하는 많은 분들에게 의미있는 것이길 간절하게 바랍니다.

차례

서장

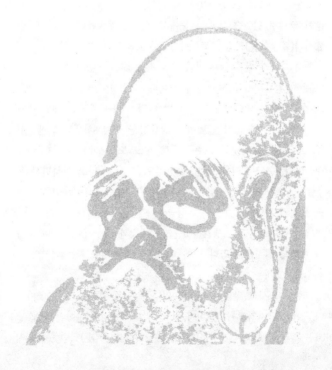

◆ 만남

1964년의 일이었습니다. 도쿄의 헌책방을 거닐고 있을 때,『가오
(峨翁) 노사 유훈(遺薰)』이라는 한 권의 책이 눈에 들어왔습니다.
돌아가신 야마다 무몬(山田無文) 노사가 가오[세키 세이세쓰(關精
拙)] 노사의 관계자에게서 추억을 모아 책으로 펴낸 것입니다.

나는 당시 게이오(慶應) 대학원의 2학년이었고, 대학원 졸업 후
에는 미국이라도 가서 영주하려고 생각했기 때문에, 일본문화의 대
표라고도 할 수 있는 선(禪)의 이야기를 조금이라도 알아두려고 생
각했습니다. 그래서 이 책을 사서 읽어 보니, 매우 재미있는 일화가
많이 담겨져 있었습니다. 그 중에서 조금 유쾌했던 것은 아라카네
요시기(荒金善義)라는 교토(京都)신문 기자의 글이었습니다.

특히 다음과 같은 글은 나의 눈을 끌었습니다.

《은시(隱侍)하고 있을 때의 일이다. 대접심(大接心) 중에 은료
(隱寮)에 와서 태연하게 있다가 밥을 먹고 가는 손님은 제일 귀찮
은 존재다. 그래서 나는 밥먹는 상습범을 퇴치해야겠다고 생각했
다. 손님에게는 짜릿한 고추를 듬뿍 넣고 노사에게는 적당한 것을
내놓았다. "정진요리를 먹는 것이 즐거움이여서"라고 말하면서 우
물우물 씹고 있던 상습범은 원폭장치와도 같은 고추를 입에 넣는
순간 펄쩍 튀어올라갔다. 작전성공! 나는 히쭉 웃었다.

그런데 이상하다고 생각하셨는지, "내것과 바꾸지요." 하며 노사
가 손님의 접시를 집었다. 이제 다 틀렸다! 판결을 듣는 피고와 같
이 나는 고개를 숙였다.

그런데 노사는 말없이 드시고 있다. 손님은 멍하니. 나는 조마조
마. "이봐 당지기, 나는 변비가 될 것 같다." 손님이 돌아간 뒤에 노
사는 빙긋 웃으시며 가야마(峨山) 화상이 전좌(典座)였던 풋내기시

절, 앉을 시간이 없다고 투덜대자 시간낭비가 많기 때문이라고 선배한테서 충고를 듣고 생각을 다시 하여 앉을 시간을 만들었다는 이야기를 해주셨다. 나는 식은땀이 났다.》

이것을 읽고 세키 세이세쓰라는 분이 과연 제자를 잘 키우시는구나라고 감탄하였습니다.

그런데 1975년에 미국에서 하마마쓰로 돌아오니, 하마마쓰의 깊은 곳에 있는 방광사(方廣寺)는 외국에서 온 손님을 데리고 가기에 적당한 장소였습니다. 특히, 절길을 따라 늘어서 있는 많은 돌부처를 보면서 어슬렁어슬렁 본당(本堂)으로 올라가는 길은 외국인에게 일본문화를 설명하는 데는 딱 알맞은 거리였습니다.

그러던 어느날 신문에 새로운 방광사 관장으로 아라카네 덴린(荒金天倫)이라는 분이 진산(晋山)하셨다고 보도하는 것이 아닙니까. 나는 깜짝 놀람과 동시에 매우 기뻤습니다. 그러나 나 자신은 노사와 일면식도 없었기 때문에 방문하는 일도 전혀 없었습니다. 많은 분들이 아라카네 노사를 걸승이라고 말할 때 나는 아무런 발언도 하지 않았습니다만, 마음속으로는 "그분에 대해서는 옛날부터 알고 있었단 말이야."라고 자기 가족에 대해서 이야기를 하고 있는 것처럼 듣고 있었습니다.

그러던 중에 노사가 암에 걸려, 생사를 초월한 것 같은 생활을 하고 계시다는 이야기가 텔레비전 등으로 전해져 와도 나 자신은 만나볼 수 있는 기회가 없었습니다. 게다가 1988년 여름, 하마마쓰 의대의 공개강좌에 노사를 강사로 초청하여「삶과 죽음」에 관한 이야기를 들었습니다만, 나는 외유중이었기에 강연을 들을 수가 없었습니다. 그러나 노사의 강연은 많은 청중에게 깊은 감명을 주어, 이 상황은 텔레비전으로 방영되었습니다.

1988년 3월, 내가 새로운 책『병은 마음으로부터의 과학』의 출판에 관하여 고단샤(講談社)의 편집장 S씨와 상의를 하고 있을 때 하마마쓰 근교에 있는 방광사라는 곳에 아라카네 덴린이라는 분이 있어 암과 싸우고 계셨습니다. 이 책의 맨 마지막을 아라카네 노사와 대담하여 노사의 살아가는 데 있어서의 충고를 받으면 어떨까 하는 이야기를 했습니다. S씨는 전적으로 찬성하며 "그렇게 할까요."라고 말했습니다만『병은 마음으로부터의 과학』이 갑작스럽게 4월에 출판하게 되었기 때문에 이 이야기는 실현되지 못했습니다.

그런데 6월이 되어서 S씨에게서 전화가 걸려 왔는데 "방광사의 아라카네 노사와 대담하여 그 내용을 과학적으로 해설하면 고민하는 많은 사람들에게 희망과 삶의 의욕을 주는 것이 아닙니까?"라고 말해 왔습니다. 나는 즉시 방광사에 전화를 걸어 이 뜻을 노사에게 전하자 기분좋게 허락하셔서 대담이 성립된 것입니다.

◆ 덴린 노사에 대하여

우선 방광사와 아라카네 노사에 대하여 설명하겠습니다.

이나사군(引佐郡) 이나사쵸(引佐町)에 있는 방광사는 오쿠야마(奧山) 반승방(半僧坊)의 이름으로 친숙해져 있고, 600년의 역사를 자랑하는 임제종 방광사파의 대본산입니다.

방광사 제9대 관장인 아라카네 덴린 노사는 1986년 가을 간암이란 진단이 내려지고 앞으로 3년 정도 살 수 있으리란 선고가 내려졌습니다.

아라카네 《세상 사람들이 너무 떠들고 있는 거요. 암에 걸리면 금방 죽는 것처럼. 그렇지만 서둘러서 죽을 필요는 없지 않소. 나도 이제까지는 덤으로 살아온 것 같았소만 의사 선생님이 암이라고

알려주시고 나서는 하루하루가 매우 충실해졌습니다. 아침에 일어
나면 오늘도 살아 있었구나. 오늘도 살아 있었으니까 열심히 하지
않으면 안되겠구나 하고——.

자주 세상 사람들이 저렇게 큰 암에 걸려, 게다가 간경변(肝硬
變)을 가지고 있으면서, 또 뇌경색(腦梗塞)의 후유증으로 손도 다
리도 떨고 있으면서 잘도 태연하게 있네요라고 말들하지만 그렇지
만 그런 육체적인 고통을 별도로 하면, 정신적으로는 안정되어 있
어 어떤 고통도 없습니다. 암환자와 가족들이 낙담해 있다고 자주
듣고 있지만 이렇게 매일 열심히 노력하고 있는 그 모습을 봐 주는
것만으로도, 억지로 이런저런 말을 하지 않아도 여러분들의 마음의
기둥이 된다면…… 그뿐입니다.》

아라카네 덴린 노사는 규슈·오이타시(大分市)에서 소년시절을
보냈으며, 1937년 구제중학교를 졸업한 후 교토에 있는 천룡사(天
龍寺) 전문도장(專門道場)에 운수(雲水)로서 입문하였습니다.

제2차 대전 중에는 육군보도부원으로서 남쪽으로 건너갔습니다.

전쟁이 끝난 후에도 절로 돌아가지 않고 신문기자가 되어 교토
신문 사회부장 등을 맡았습니다.

그후 후쿠이(福井) 방송의 중역이 되었습니다만, 50세 때 불문
(佛門)으로 돌아왔습니다. 다시 수행을 시작한 것입니다. 젊은 운수
들 속에 섞여서의 수행은 10년 동안이나 걸렸습니다. 그리고 60세
때에 인가증명(印可証明)을 받아 노사(老師)라는 선승으로서의 최
고위(最高位)에 도달한 것입니다.

그후 1984년 노사는 방광사의 관장으로 취임했습니다. 그러나
도대체 왜 노사는 50세나 되고 나서 사회적인 지위를 버리고 불문
에 돌아온 것일까요.

노사의 자서전,『현대를 산다』(스즈키 출판사 발행)에 소년시절

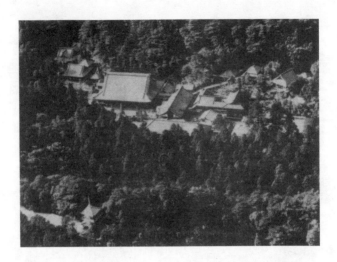

그림 1 방광사 전경. 6백십여 년 전 고다이고(後醍醐) 천황의 태자였던 무몬 겐센(無文元選) 선사가 개창한 유명한 절이다.

의 추억을 적은 「달마의 귀」라는 곳이 있습니다. 이것은 노사의 은사인 오쿠 다이세쓰(奧大節) 노사와의 추억담입니다. 그리고 「달마의 귀」라고 하는 것은 세속에 있던 아라카네 노사가 다시 불문의 길로 돌아오게 된 계기가 됐던 은사 오쿠 다이세쓰 노사의 임종 때의 말씀이었습니다.

노사는 소년시절 오이타시의 만수사(万壽寺)에서 수행의 나날을 보냈습니다. 이 절에 한 장의 그림이 남겨져 있습니다. 절의 보물이라고도 할 수 있는 「달마의 그림」입니다.

천룡사(天龍寺)의 관장을 하고 있었던 세키 세이세쓰 노사가 그린 것입니다만 이 달마의 귀에는 분명히 나중에 그려 넣은 것으로 보이는 작은 고리가 붙어 있습니다.

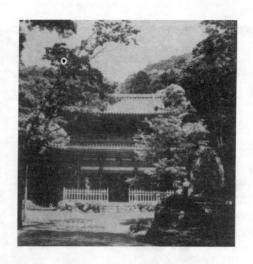

그림 2 초록으로 둘러싸인 방광사. 붉은 빛의 안료로 칠한 산문.

이것에 관해서 아라카네 노사는 《달마 스님이라면 인도의 남향 지국(南香至國)의 제3왕자이기 때문에 달마의 그림에는 꼭 귀에 커다란 귀걸이가 그려져 있거든요. 그것이 그려져 있지 않았기에, 도무지 마음이 쓰여서 가만히 있을 수가 있어야지요. 그래서 중학교 3학년 때, 학교에서 돌아와서 "이거 잊어버렸나봐."라고 하며 먹을 갈아서 고리를 그려 넣은 것입니다. 그랬더니 "세이세쓰 노사가 그린 달마는 절의 보물이다. 꼬마중인 주제에 거기다가 낙서를 한다는 게 웬일이야."라고 하면서 크게 꾸중을 들었다.

그때 무엇인가 그럴싸한 말을 하지 않으면, 머리가 주먹으로 별 사탕처럼 될 것 같아서 "이대로면 낙서입니다만, 장래 제가 선의 수행을 끝마치고 인가증명을 받아 노사가 되면, 세이세쓰 노사와 기도(義堂) 노사(기도라는 것은 나의 꼬마중 시절의 이름입니다)의

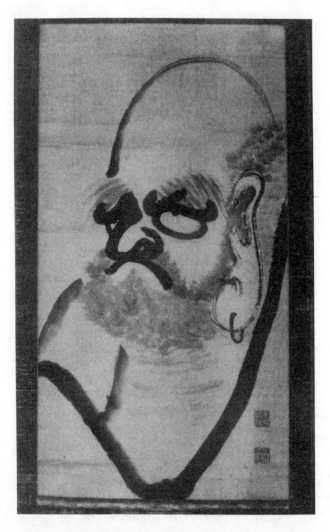

그림 3 덴린 노사가 귀에 낙서한 세키 세이세쓰 노사필의 달마상

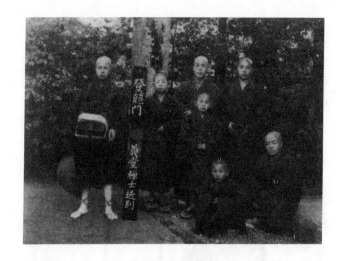

그림 4 희망에 불타올라 천룡사로 수행하러 갈 무렵 만수사에서
(출발하는 날). 맨 왼쪽이 덴린 노사.

합작의 묵적(墨蹟)이 되는 것입니다요."라고 말했더니 그때는 꾸중
을 듣지 않았다. "스승을 속이면 가만두지 않겠다." 하시길래 "속이
지 않습니다."라고.》 쓰고 있습니다.

　　노사는 이때의 추억을 잊고 있었습니다만, 당시 방광사의 제7대
관장이었던 오쿠 다이세쓰 노사는 임종하시기 직전에 그때 방송국
의 중역이었던 아라카네 노사를 향해 "옛날의 약속을 지켜라" 하고
질타하셨습니다. 그 말이야말로 「달마의 귀」였던 것입니다.

　　다시 노사의 이야기는 계속됩니다.

　　《임종하실 때 병문안을 갔습니다. 가서 "좀 어떻습니까?"라고 말
하자, 「달마의 귀」라고 하며 크게 나무라시는 것이었다. 나는 달마
의 귀는 잊어버리고 있었기 때문에 동생뻘이 되는 제자에게[그가

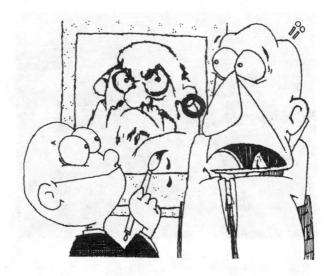

그림 5 "이대로라면 낙서입니다만……"

지금은 만수사의 주지를 하고 있는 소데키(宗滴)입니다] "스님이 노망난 거 아니냐?"라고 하자, "노망나지 않았습니다."라고. "뭔가 달마의 귀라고 헛소리하고 있는데"라고 말하자, "그것은 그대로 지금도 만수사에 걸려 있습니다"라고 말하는 것입니다.

그래서 아이쿠 너무나 큰 잘못을 했구나 생각되어 스승의 머리맡에 다시 한 번 가서 "달마의 귀는 기억하고 있습니다"라고 말하자, "너는 부처님 밥으로 컸다"라고. 그것은 내가 만수사의 단가(檀家) 사람들이 준 것을 받아 입고 컸기 때문에 그 "부처님 밥을 돌려 줘"라고 하며 눈을 부릅뜨고 화를 내셨습니다. 이런 스승을 속이면 안되겠다 생각하여 그로부터 후쿠이 방송의 책무며 모든 것을 전부 그만두고 다시 한 번 중이 되어 하나에서부터 수행을 했습

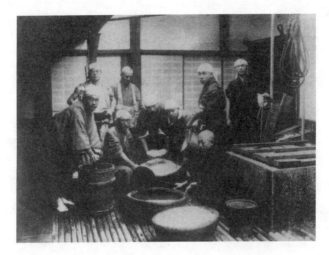

그림 6 천룡승당에서 수행 중의 덴린 노사(중간줄 오른쪽에서 세 번째). 우물을 등지고 쭈그리고 앉아 있는 사람이 야마다 무몬 노사.

니다.

나의 인생을 통하여「달마의 귀」라고 하는 것은, 마치『서유기』에 나오는 손오공에게 관음보살이 머리에 긴고아(緊箍兒)를 씌워 주셨죠. 그것과 같습니다. 양쪽 다 둥그러니까요. 그러니까 나에게 있어서는 손오공의 긴고아와 같은 것으로 게으른 마음이 생기면 언제나 그것을 생각해 내어 열심히 하지 않으면 안되겠다라고 생각하고 있습니다.

그러니까 대단한 의미가 있는「달마의 귀」인 것입니다.》

노사는 지금 방광사에 청소년 연수센터인 원명각(円明閣)을 만들려고 하고 있습니다.

《제일 중요한 것은 마음을 세운다는 것으로 원명각을 만들고 싶

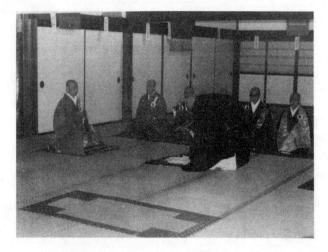

그림 7　50세에 천룡사 세키보쿠오(關牧翁) 관장에게 재입문

다는 것은 건물을 만들고 싶다는 것이 아니고, 건전한 청소년의 육성을 위한 도장을 만드는 것입니다. 즉 그 마음을 세우기 위한 건물인 것입니다. 그래서 그 외에도 아직 일이 많습니다만, 나에게 있어서 이것이 과장된 말 같습니다만, 자신의 생명을 건 사업으로서 해나가고 싶다고 생각하고 있습니다.

　요즘 솔직히 말하면 부모가 자식에게 예의범절을 가르치고 있지 않습니다. 체중조절이라 하여 에어로빅하러 가거나 풀장에 가거나 합니다. 그것은 그것으로 좋습니다. 그러나 무리해서 날씬해질 필요는 없습니다. 어떻게든 날씬해지고 싶으면 암에 걸려 주십시오. 나는 65kg이었던 것이 지금은 50kg밖에 안됩니다. 그러니까 15kg 체중조절을 한 것이지요.

　아이들을 훌륭하게 키워 주십시오라고 말하면 "키우고 있습니

다"라고 강경히 말하는 어머니들이 있습니다. "잘 들어라. 일류 학
교에 가서 일류 회사에 들어가지 않으면 안된다. 아버지처럼 되면
안된다. 아버지처럼 되면 안된다" 그런 푸념을 아침부터 밤까지 어
머니가 아이들에게 늘어놓는 것입니다. 나 자신도 하여간 장난꾸러
기였기 때문에 그런 나에게 오늘이 있다는 것은 역시 다이세쓰(大
節) 노사 덕분과 그리고 세키 세이세쓰, 세키 보쿠오 이 세 분의
스승님 덕분입니다.

요즘 부모가 아이들을 키운다고는 하지만 키우고 있지 않습니다.
응석을 다 받아주고 살찌게 하고 있을 뿐 주위의 환경도 좋지 않지
만 어른들이 어느 정도의 지도정신을 가지고 기르지 않는다고 생
각합니다.

그렇게 때문에 원명각을 만든다는 것은, 나 자신의 어린시절을
생각하여 결국 이것도 「달마의 귀」와 똑같이 속죄하기 위한 것입니
다. 그래서 엔슈(遠州) 일원과 이 시즈오카겐(靜岡縣) 및 도카이도
(東海道) 일원에서 한 명의 비행소년도 나오지 않게 하는 것입니
다. 그 때문에 생명을 단축시킨다고 말하지만 그것이 없어도 어차
피 생명은 닳아 없어지는 것입니다. 인생의 영광된 길이라 할까. 인
생의 목표를 향하여 그런 일을 할 수 있다는 것은 나에게는 최고의
행복입니다. 그것도 「달마의 귀」 덕택이지요.》

제 1 장   마음에 관해서

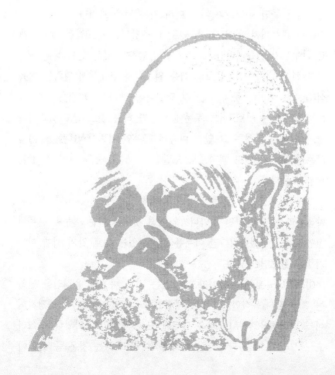

◆ 마음이란 무엇인가

다카다 몇 가지 질문을 드리겠습니다.

하나는 마음이라는 것입니다만, 현재 사람들이 마음과 몸에 매우 흥미를 가지고 있어 내가 전에 쓴 책도 그렇습니다만 마음에 관한 책은 잘 팔리고 있습니다.

그래서 과학적으로 해명하는 쪽을 정신(精神)이라고 일단 이름 붙인다면 마음이라는 것과 과학에서 말하는 정신은, 즉 서로의 관계를 잘 모른다고 생각됩니다.

보기를 들면 우리들의 뇌는 여러 가지 것을 보거나 듣거나 하는 분야가 나누어져 있어, 오감(五感)에 해당되는 곳이라는 것은 5개로 나누워져 있습니다만, 그 전체를 종합하는 곳은 연합야(連合野)라고 하여 내가 조금 불교의 책을 읽으니까 불교에서 말하는 제육식(第六識)이라는 곳이 되는 것 같습니다. 게다가 그 깊은 곳에 있는 본능이라는 것도, 어느 부분에 있는가 하는 것도 알고 있습니다만, 불교에서 말하는 그 앞의 마음의 근본인 아뢰야식(阿賴耶識)이라는 곳은 아무래도 과학으로 도달할 수 있는 곳은 아닌 것 같은 느낌이 듭니다.

그래서 불교에서 넓게 노사가 생각하시는 또는 노사가 체득한 마음이라는 것은 어떤 것입니까? 어떤 것이냐 하는 질문이 잘못된 것인지는 모르겠습니다만 아무튼 될 수 있는 대로 알기 쉽게 이야기 해주셨으면 합니다.

아라카네 보통 마음이라고 말하는 것은 마음의 움직임을 말하는 것으로 제육식인 '의식'과 제칠인 '말나식(末那識)'에 해당하며 이것은 어렸을 때부터 계속 모르게 모르게 쌓인 기억입니다. 그리고 선생님이 지금 말씀하신 아뢰야식이라고 하는 것은 좀더 앞에

있는 제팔식이라 하며 아뢰아식이라고도 하고 뢰아식(賴邪識)이라
고도 말합니다만, 마음의 본체. 그것을 우리들은 마음이라고 말하고
있는 것입니다. 밉다, 예쁘다, 즐겁다, 슬프다, 그것은 제칠인 말나
식까지고요.

　선생님　그럼 반대로 질문합니다만, 당신의 마음을 여기에 꺼내어
보여 달라고 하면 보여 주실 수 있습니까?

　다카다　아니오. 아니오. 어떻게.

　아라카네　그렇지요. 나에게도 무리입니다.

　그래서 뢰아식이라고 하는 것은 마음의 근원이며 이것은 천지
우주와 같이 있다고 하는 것입니다. 그것을 불도(佛道)의 언어를
모르는 사람이 마음대로 해석하기 때문에 곤란합니다.

　보기를 들면, 얼마 전에 총리를 지냈던 나카소네(中曾根)가 기회
가 있을 때마다 "나는 평상심(平常心)=헤이조신=이다. 평상심이
다."라고 떠들어댔습니다. 그러나 '헤이조신'이라는 말은 선에는 없
습니다. '평상심(보조신)'이라는 것입니다.

　중국의 남전(南泉)이라는 당나라 시대의 화상에게 수행승이 "어
떤 것이 도(道)입니까?"라고 묻자 남전 스님이 "평상심(보조신),
이것이 도"라고 답했습니다. 그 평상심(보조신)이라는 것은 어떤
것인가. 알기 쉽게 설명하자면 아무것도 없다는 것입니다. 메이지
(明治) 천황의 어제(御製)에 "연한 녹색의 맑게 개인 넓은 하늘의
그 광대함이 나의 마음 같았으면 좋으련만." 넓기만 하겠는가, 무한
한 에너지를 가지고, 그리고 한 점의 구름도 없다. 그래서 시간과
공간을 초월하여 천지 우주와 같이 있다고. 그 마음의 근원이라는
것은 시간과 공간을 뛰어넘은 천지 우주와 같습니다. 그것을 철저
하게 잡는다는 것이 평상심(보조신)으로, 나카소네가 말했던 평상
심(헤이조신)이라는 것은 뻔뻔스러운 마음이라는 것입니다.

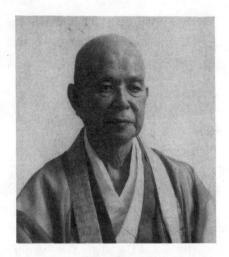

그림 8 "일일시호일(日日是好日)이라고 하는 것도, ……날마다 날
마다 제대로 된 날은 없다."라고 말씀하시는 아라카네 노사. 말기
암에도 태연하게…….

정치가들——이것은 어떤 책에도 썼습니다만——뜻도 제대로
모르면서 선의 언어를 너무나 가볍게 쓰기 때문에 사회에 오해를
초래하고 있습니다.

그리고 야마다 무몬이라든지, 그런 사람들은 괜찮습니다만, 그 외
의 조무래기 중들이 수행도 하지 않고서 다른 사람의 책을 읽거나
이야기를 듣고서 수박 겉핥기 지식만 갖고서 말하기 때문에 그것
이 곤란한 것입니다.

그래서 이런 일이 있지요. 선생님은 학문의 수행도 잘하고 계시
겠지요. 그러면 선생님의 강의라면 학생은 충분히 알기 쉽겠지요.
그러나 어중간한 교사의 이야기는 자기가 쓴 노트가 숨김 없이 소
화불량으로 나타나기 때문에, 듣는 쪽도 무슨 말을 하고 있는지 모

르겠지요.

특히 선의 언어를 정치가들이 제멋대로 쓰기 때문에 곤란합니다. 평상심(뵤조신)을 조금도 모르면서 평상심(헤이조신)이라고, 그것은 뻔뻔스러운 마음이라는 것입니다.

그리고 같은 중국의 선승입니다만 운문(雲門)이라는 화상이 있어 그 사람이 "일일시호일(日日是好日)=니치니치고레고지쓰"라고 말했습니다. 그런데 이케다 유진(池田勇人) 씨가 총리가 되었을 때에 "나는 일일(히비) 시호일"이라고. 읽은 법 자체부터 틀렸다.

그리고 '일일시호일'이라는 것도 날마다 날마다 좋은 날이라는 것이 아니고 날마다 날마다 제대로 된 날은 없습니다. 일이 잘 됐다 생각하면 가정에서 아내가 병에 걸렸다든지, 아이가 교통사고를 당했다든지, 여러 가지가 있어 공사(公私) 모두 오늘은 좋은 날이었구나 하는 것은 1년 중 2, 3일이나 있으면 괜찮은 것입니다. 나머지는 나쁜 날의 연속입니다. 나쁜 날의 연속이지만, 그것을 피하지 않고 나쁜 날이면 나쁜 날과 맞붙어 나가는 것입니다.

옛 시에 "이번 가을은 비인지 바람인지는 모르지만 오늘 일인 논의 잡초를 뽑는다." 오늘 해야 할 일에 전심전력으로 부딪쳐 나가는 것입니다. 하고 있다는 것조차도 잊고서 몰두하고 있는 그 모습 ――그것을 일일시호일(日日是好日)이라고 하는 것입니다.

선생님이 연구하고 있을 때 문득 "어! 벌써 시간이 이렇게 되었나." 하는 일이 가끔 있으시지요. 하고 있다는 것조차도 의식하지 않고 문득 "어! 벌써 시간이 이렇게 되었구나." 하고 이해 손실을 떠나서 몰두할 때 그것을 일일시호일이라고 합니다.

그래서 천룡사(天龍寺)의 데키스이(滴水) 화상은 그 말에 "팔각의 돌절구가 하늘을 난다." 즉 팔각의 돌절구가 굉음을 내면서 넓은 하늘을 왕하고 날아간다. 그런 일은 있을 수 없습니다. 있을 수

없지만 그런 심경, 그것이 일일시호일인 무작(無作)의 묘용(妙用)
이라는 것입니다. 이렇게 하면 욕먹는다. 이렇게 하면 칭찬을 듣는
다.──그런 것이 아니고 지금 하지 않으면 안되는 것을 전심전력
을 다한다. 그것이 일일시호일인 것입니다.

그리고 평상심(묘조신)이라는 것, 정말은 아무것도 없다는 것입
니다.

'색즉시공, 공즉시색(色卽是空, 空卽是色)'이라 합니다. '색(色)'이
라는 것은 색기(色氣)에 관한 것도 아무것도 아닙니다. 세상의 조
무래기 중들이 그런 해석을 하고 있습니다. 난처합니다. '색'이라는
것은 색상(色相)이라는 것으로 모습, 형태를 뜻한다. 그리고 그것은
있는 것 같으면서 현실에는 없습니다. 그러나 없는가 하면 있습니
다. 총론과 각론의 다름이라고 할까. 그것을 '색즉시공, 공즉시색'이
라고 합니다.

'공(空)'이라는 것은 간단히 아무것도 없는 '공공적적(空空寂寂)'
의 '공'이 아니라, 보기를 들면 풍선 속에 압축공기를 넣으면 바늘
하나로 펑하고 터집니다. 알찬 무(無)며 알찬 공(空)입니다. 그것이
마음의 본체라는 것이며 그것을 불성이라고나 할까 불심이라고나
할까. 청정법신비로자나불(淸淨法身毘盧遮那佛)이라는 것입니다.

그것을 철저하게 자기가 체득하면, 즉 머리로 이해하는 것이 아
니고 온몸으로 철저하게 체득하면 그것이 생명의 근원이기도 하기
때문에 병에 걸려도 별로 불안에 떨지 않는다는 것입니다.

몸은 세월이 가면 더 쓸 수 없게 되지만, 마음의 본체라는 것은
병에도 안 걸리는 것입니다. 하물며 기쁨도 슬픔도, 그런 것은, 그
것은 의식이기 때문이지요. 앞에서 말씀하신 제육식으로 의식입니
다. 그 의식 깊은 곳에 있는 마음의 본체, 그것을 잡는데, 그것을 알
기 쉽게 말하자면 '깨달음'이라 합니다. '깨달음'이라는 말도 나는

싫어합니다만…….

다카다 그래서 과학적인 설명을 해주셨으면 하고 생각하기 때문에 이야기로 과학에 관한 것을 늘어놓자면, 현재 보기를 들면 나라면 내가 물건을 가지려고 생각했을 때에 뇌에서 전류를 뽑으면 가지려고 생각하기도 전에 대개 0.1초보다 조금 전에 뇌에 전기변화가 일어나고 있고, 그 뒤 자기가 가지려고 의식하여 가지는 것이 되는 것 같습니다. 그래서 가지려는 것을 그만두려고 생각할 때에는 가지려고 생각하는 것보다 조금 후에 가지려는 것을 그만두려고 생각하면 그것으로 그만입니다. 그러므로 우리들이 의식하기도 전에 뇌가 어떤 활동을 하고 있다는 것을 적어도 과학적으로는 차차 알게 되었습니다.

지금 노사가 말씀하신 아무것도 없는 마음이 왜 말을 하거나 왜 활동을 하는가 하는, 매우 어렵습니다만 왜 아무것도 없는 마음이 움직이는지 그런 것은 어떻게…….

아라카네 그것은 『임제록(臨濟錄)』 속에도 나옵니다만 "이 심법(心法)은 세로로 삼세(三世)를 꿰뚫고 가로로 시방(十方)을 관통한다. 눈에 있어서는 본다고 하고, 귀에 있어서는 듣는다고 하고, 코에 있어서는 냄새를 맡는다고 하고, 입에 있어서는 맛본다고 하고, 몸에 있어서는 만진다고 한다."

그럼 이런 질문을 반대로 돌려 드리겠습니다. 한밤중에 숙면을 하고 있을 때, 보기를 들면 모기가 멈추었다. 그럴 때에 자기가 의식하여 이렇게 때리고 있는 것입니까?

그것은 지금 모기가 멈추었으니까 때릴까 하고 의식이 움직이는 것이 아니라 무의식으로 하고 있습니다. '무작(無作)의 묘용(妙用)'이라는 것은 그런 것을 말하는 것입니다. 자각이라고 할까, 눈을 떠 각성하고 있을 때에는 이렇게 하자 이렇게 하면 안된다 하지만, 밤에 잠자고 있을 때, 모르는 사에에 이렇게 하고 있습니다.

그리고 인간이 자다가 몸을 뒤치는 것도 여기서 몸을 뒤치자 하는 것은 깨어 있을 때와는 달리——하룻밤에 30여 번을 뒤치지만——무의식적으로 움직이고 있는 그 근원 그리고 그 마음의 근원이라는 것은…… 움직임이라는 것은 뢰아식에서 또다시 하나 더 원래로 되돌아간 곳입니다. 마음이 본체라는 것은 기쁨도 슬픔도 그런 것은 아무것도 없습니다. 절대무인 절대공의 세계. 그 무(無)도 공(空)도 알찬 무(無)고 알찬 공(空)입니다. 그런 것입니다. 조금 이것은 이해하기 힘드시겠다고 생각됩니다만.

다카다 그렇다면 노사가 강연하실 때의 이런 것을 이야기하시려는 것이라는 것은 역시 아뢰아식, 즉 제일 깊숙이에서 나오고 있다고 해석하여도 괜찮겠습니까? 우리들 보통 사람과는 달리 노사의 경우라면 마음의 어디가 움직여서 이야기를 한다고 해석하십니까?

아라카네 그것은 경우에 따라 다르기 때문에 아이들에 대해서 말할 때에는 그런 의도로 말하고 있습니다. 강연에서 이야기할 때에는 아주 알기 쉽게 말하고 있습니다. 본질적인 것을 본질적으로 한다면 알 수 없다고 생각합니다.

이해와 깨달음은 다릅니다. 이해라는 것은 "아아, 그렇구나. 그렇게 하는 수가 있구나" 하는 것이지요.

그런 것이 아니라, 선(禪)의 지도방식이라는 것은, 보기를 들면 조동종(曹洞宗)의 지도방식은 불은 이렇게 하여 물건을 따뜻하게 합니다. 그래서 인간생활에 이만큼 중요한 것입니다. 그러나 자칫 잘못하면 화재를 일으킬 수도 있습니다. 그런 식으로 건실하게 일보 일보 가르쳐 나갑니다. 그런데 임제종의 방식은 상대의 손을 잡고 화로 속에 꾹 눌러 넣습니다. 즉 "앗! 뜨거워." 하며 냉난자지

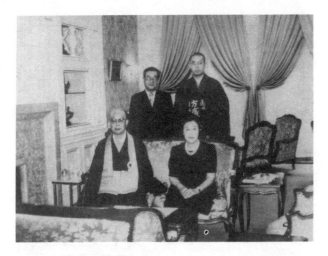

그림 9 다카마쓰(高松) 궁비 전하와 함께. 궁가(宮家) 배알 중에.

(冷暖自知)하라는 것입니다.

앞에서도 말했습니다. 선의 언어를 세상 사람들이 잘못 해석하기 때문에 곤란합니다. 보기를 들면 선어로 자주 쓰이는 '끽다거(喫茶去)'라는 것은 '去'에는 의미가 없습니다. 어조사입니다.

그래서 조주(趙州) 화상──조주 스님은 앞의 평상심(보조신)을 말한 남전(南泉) 화상의 제자입니다.──은 누가 와도 상대가 돈 많은 부자든 가난뱅이든 남녀노소에 관계 없이 "자, 차를 한잔 드십시오." 이것이 차의 화경청적(和敬淸寂)의 경지라고 차의 종장(宗匠)들은 말합니다. 어처구니없는 말을 하고 있습니다. 그런 것이 아닙니다.

조주 정도의 대장부가 다방에 손님을 불러들이는 것처럼 "차를 드시지요."라고 말하는 것이 아닙니다. "마시는 것도 너다. 깨닫는

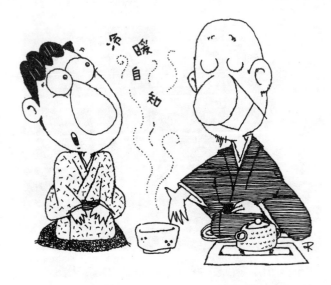

그림 10 "차를 마시는 것도 당신입니다."

것도 너다. 게으름 피우는 것도 너다. 냉난자지하라. 네가 해라." 하는 것입니다. 오는 사람마다 "차를 드시지요. 차를 드시지요."라고 차 시중이나 드는 스님이 아니란 말입니다.

그것을 어떤 차의 종장에게 말한 적이 있습니다. "그냥 말하는 것이라면 선어를 사용하는 것을 그만두어라."라고. 그런 것이 아닙니다.

그렇기 때문에 선이 자주 오해를 받는다는 것은 그런 어설픈 지식을 가진 사람이 말하기 때문에 오해를 받는 것입니다.

조주의 "끽다거(喫茶去)라는 것도 냉난자지도 무엇을 냉난자지하는가 하는 것은 스스로 마음을 개발하여 제팔뢰아식(第八賴耶識)을 잡는 것이며 그 뢰아식의 또 하나 더 깊숙이 있는 것을 잡아라는 것입니다.

◆ 마음과 정신

마음과 정신[腦]이 같은 것인가 어떤가, 즉 뇌라는 물질적인 장기(臟器)가 마음의 '좌(座)'인가 어떤가 하는 것은 예부터 큰 문제였습니다. 이 문제에 대하여 가장 깊이 철학적으로 고찰을 시도한 것은 프랑스의 철학자 르네·데카르트였습니다.

데카르트는 나중에 '이원론(二元論)'이라 부르는 '뇌'와 '마음'은 다른 것이라는 생각을 하고 있었던 것입니다. 즉 뇌는 물질적인 것으로 몸의 다른 부분과 같이 구성되어 있으나 반면 마음은 비물질적인 것이라고 했습니다. 그리고 마음과 몸에 관해서 그는 『정념론(情念論)』이라는 책을 펴냈습니다. 그의 가르침을 받은 보헤미아의 엘리자베스 여왕은 1643년 5월에 편지를 써서 역사에 남는 유명한 질문을 한 것입니다.

그녀는 "왜 인간의 혼이 신체의 운동을 결정할 수 있는지 가르쳐 주십시오."라고 데카르트에게 질문했습니다. 이 질문의 본질은 만약 몸의 모든 부분, 뇌를 포함한 모든 움직임과 작동이 물질적으로 결정된다면 왜 비물질적이라는 마음이, 보기를 들면 손을 움직이는 등의 간단한 작동을 할 수 있는 것일까? 하는 이원론에 대한 몹시 예리한 질문을 던진 것입니다.

이것에 대하여 데카르트는 다음과 같이 대답하고 있습니다. "혼(마음)은 뇌의 중앙에 있는 작은 선장기(腺臟器)에 자리잡고 있다. 여기에서 마음은 동물적 영기(靈氣), 신경, 혈액을 통해서 몸의 다른 부분에 영향을 주고 있다. 이 작은 선장기는 뇌실 속에 매달려 있는 것 같은 형태로 위치하기 때문에 사람이 각기 다른 대상을 인식하면 이것에서 영향을 받고 또 마음의 다양한 작용에 의하여도 영향을 받는다. 즉 그것은 마음과 몸의 매개적 존재다."라고.

데카르트가 혼, 따라서 마음과 좌(座)로 생각한 '작은 선장기'라고 하는 것은 '송과체(松果體)'를 말합니다. 송과체는 뇌의 중앙에 있는 공간(뇌실)에 튀어나온 것처럼 존재하는 콩알과 같은 장기로 오랜 세월 그 기능은 알지 못했습니다. 그러나 이것이 호르몬에 관계하고 있다는 것은 송과체의 종양환자(어린이)에게 음모(陰毛)가 나오거나 유방이 커지거나 사춘기 조발증이 나타나는 것에서 알게 되었습니다. 더욱이 새 등에서는 일주(日周) 리듬에 관계하여 빛이 눈으로 들어오면 그 영향으로 송과체 내의 효소반응이 변화하여 멜라토닌이라는 물질이 만들어지기 어려워진다는 것을 알았습니다.

이 멜라토닌은 현재 성호르몬을 억제한다고 생각하고 있습니다 (그러나 인간의 경우 멜라토닌의 작용은 아직 불명이라고 하여도 좋다고 생각합니다)

그럼 다시 데카르트의 시대로 되돌아가면, 데카르트에 의하면 '마음'이라는 것은 주관적으로밖에 받아들일 수 없는 것이라고 해석되고 있습니다. 즉 유명한 "나는 생각한다. 그러므로 나는 존재한다."라는 말에 나타나 있는 것과 같이 생각하는 주체는 마음이며 이것과 몸은 다른 것이라는 사고방식입니다.

거기서 마음과 몸의 중계점으로서 송과체를 생각한 것이었습니다. 게다가 데카르트는 "몸은 신의 손에 의하여 만들어진 것으로, 인간의 손에 만들어진 기계보다도 훨씬 정교하고 치밀하게 만들어져 있다. 그러나 몸은 그저 기계일 뿐만 아니라 마음과 교류할 수 있는 기계인 것이다. 또 마음도 신경에 의하여 몸의 움직임의 영향을 받고 있다."라고 하였습니다.

오늘날, 뇌와 마음에 관하여 2개의 흐름이 있습니다. 하나는 데카르트파로 우리들은 결국 마음과 뇌의 관계를 이해할 수 없는 것이라는 사고방식을 가진 사람들입니다. 다른 하나의 흐름은 현실파라고도 말할 수 있는 것입니다. 그들에 의하면 마음이라는 것은 뇌의 작용에 지나지 않는다는 것이 됩니다. 즉 신경과학이 진보하여 전기 생리학에 있어서 전극이 보다 미세화되고 자료가 컴퓨터에 의하여 고도로 분석할 수 있게 되면 마음은 뇌의 기능의 '현상'으로서 이해될 것이라는 사고방식입니다.

오늘날 과학을 배운 사람들에게 있어서 데카르트의 사고방식은 신경의 과학적 연구 성과에 의하지 않는 공리공론(空理空論)으로 들릴지도 모릅니다. 마음이 뇌의 각 부분의 작용에 의한, 따라서 뇌를 과학적으로 해명한다면 마음의 본체에 가까워질 수 있다고 하는 희망을 준 것은 나중에 기술할 펜필드의 실험입니다. 그러나 최근의 연구결과로는 꼭 이 희망이 이루어질 수 있다는 확신을 할 수는 없습니다. 조지타운 대학의 학부신경과의 레스택 교수는 《최근의 뇌과학의 연구결과를 보면 "뇌를 분석하여 '불가지(不可知)한 마음'을 쫓아내도, 정신의 작용은 충분히 연구할 수 있다"라고 하는 현재의 신경생물학자보다도 데카르트 쪽이 훨씬 앞서 있다고 생각할 때가 자주 있다.》라고 기술하고 있습니다.

그 보기로서 들고 있는 것을 써 봅니다. 캐나다의 뇌외과의 빌더 펜필드는 뇌수술할 때 대뇌 표면의 여러 곳에 전극을 대고 전기 자극을 주어 환자의 반응을 보았습니다. 우선 측두엽(側頭葉)이라는 뇌의 옆쪽에 대면 과거의 갖가지 기억이 재현되었습니다. 한편 운동야(運動野)라는 곳에 대면 몸의 일부가 갑자기 움직이는 것이었습니다.

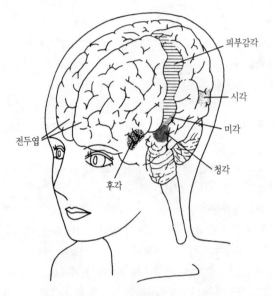

피부감각

시각

미각

전두엽

청각

후각

그림 11 뇌에 있어서의 오감의 분포

환자는 "자기 주위에서 일어나고 있는 일은 이전에 경험한 적이 있었던 것 같다."라고 말하거나 "지금 일어나고 있는 일은 외과의에 의한 전극에서의 자극에 의한 것이다."라는 것을 잘 이해하고 있었습니다. 즉 뇌의 어디를 자극하여도 '자기'는 거기를 자극받고 있어 어떤 종류의 행동, 어떤 종류의 감각을 일으키고 있다고 하는 것을 알고 있었던 것입니다. 펜필드는 서술하고 있습니다. "뇌에 전극을 대고 자극하면, 전극의 아래에는 여러 가지 사건을 기록하고 있는 기록기와 같은 것이 있다고 느끼지 않을 수 없다. 게다가 이 기록기는 뇌 전체의 통합된 작용이라고밖에 생각이 안된다."라고. 즉 마음이란 뇌의 어디엔가에 있는 것이 아니라 뇌 전체의 작용이 되는 것입니다.

이것들을 생각하면 '마음'과 '뇌' 관계의 문제는 아직도 미해결된 문제라고 말하지 않을 수 없습니다. 그러나 일단 이 장(章)에서는 종교에서 말하는 것을 '마음', 과학에서 말하는 것을 '정신'으로 나누어서 설명해 나갑니다. 이것은 지금 아라카네 노사가 말씀하신 불교에 의한 마음의 구분과 대비시켜서 깊이 이해해 주셨으면 하고 생각하기 때문입니다.

불교에서는 외계를 인식하는 마음을 전오식(前五識)이라고 말합니다. 이것은 우리들이 말하는 오감과 같고, 뇌의 특정 부분에 존재하고 있습니다. 이것을 최초로 확실하게 나타낸 것은 앞에서 기술한 빌더 펜필드입니다.

그는 간질환자의 치료를 위하여 뇌의 여러 부분에 전극을 대고 이것에 전류를 흐르게 하여 도대체 어떤 반응을 나타내는지 보았습니다. 이 중 자발적 운동에 관해서는 자유의사의 문제를 논하는 곳에서 다시 서술하고자 합니다.

어떻든 이 같은 방법으로 알아낸 것은 우리들은 외래의 자극을 눈과 귀와 피부로 받고 이 정보를 신경에 의하여 대뇌피질이라는 대뇌표층의 신경세포군으로 보냅니다. 이때 시각, 청각 등 각각의 감각이 뇌의 어디로 가는지는 그림 11에 나타냈습니다.

뇌의 그림을 보면 피부감각(촉각, 통각)을 지배하는 곳의 전방에 운동야라고 하여 운동을 지배하는 곳이 있습니다만 그 이외에 큰 부분이 존재하고 있는 것을 알아냈습니다. 이 부분을 연합야(連合野)라 말하고 뇌의 여러 부분에서 얻은 정보를 통합하여 분석하고 그것에 대한 대응을 하는 곳입니다. 보기를 들면 사람을 보면 누구인지를 판단하고 인사를 하도록 명령하는 것 등입니다.

그런데 연합야에서 우리들의 인격이라든지 정서, 의욕 등의 발휘

에 밀접하게 관계하고 있는 것은 전두엽(前頭葉)입니다. 이 부분의
역할이 해명된 것에 관해서는 역사적인 배경이 있습니다. 중세의
기사도가 화려했을 때에 기사는 말 위에서 창을 가지고 싸웠습니
다. 그러다 어느 순간 우연히 창이 머리에 푹 박히는 수가 있습니
다. 이 중에서 기적적으로 생명을 건진 사람 가운데 정신이상이 나
아버린 사람들이 있었던 것입니다. 매우 심한 우울증과 노이로제
등의 병입니다. 물론 당시 사람들은 아무것도 몰랐기 때문에, 두개
(頭蓋)에 구멍을 내어서 악령을 꺼내 버리면 괜찮다고 하여 머리가
돌아보린 사람의 두개에 구멍을 내는 요법도 있었던 것 같습니다.

한편 다른 보기도 있습니다. 1948년 9월 13일에 미국 버몬트
주의 벽촌에서 철도 부설공사의 감독으로 있던 게이지라는 남자에
게 철 파이프가 날아와서 왼쪽 눈 밑으로 쑥 들어가 두개골을 꿰뚫
고 나갔습니다. 그는 다행히 죽지 않았습니다만, 상처가 아물자 그
의 성격이 완전히 바뀌어 버린 것을 사람들이 알게 되었습니다. 온
화하고 동료들로부터 신망이 두터웠던 게이지는 이것을 계기로 기
질이 거칠고 난폭하며 변덕스러운 성질로 되어 버린 것입니다. 그
는 친구도 잃고 머리에 꽂힌 철 파이프를 구경거리로 하여 여행을
다녔다고 합니다.

그리고 이와 같은 뇌의 부분적 파괴를 치료에 이용하여 정신이
상을 치료할 수는 없을까 생각한 사람도 있습니다. 12세기의 외과
의 사렐루노는 우울증과 조병(躁病)의 치료로 두개에 구멍을 내는
것을 권했습니다. 그리고 17세기의 로버트 버튼은 『우울증 해부』라
는 책을 써서 머리가 칼로 관통된 사람이 때때로 정신이상이 나은
것을 보고하고 있습니다.

그러나 본격적으로 뇌의 외과적 요법이 정신이상의 치료를 위하
여 이용된 것은 1930년대에 포르투갈의 에거스 모니츠가 전두엽

절단수술을 실시하고 나서입니다. 1949년에 모니츠는 노벨상을 받았습니다만, 이때까지 그는 수만 명이나 되는 사람을 수술하고 있었습니다.

한편 미국에서는 프리맨과 와츠라고 하는 뇌외과의와 정신과의가 관자놀이에 구멍을 뚫어 메스를 넣어 상하로 움직여서 전두엽과 다른 부분을 잘라서 떼어내는 수술을 개발했습니다. 이러한 수술은 심한 우울증과 심한 강박관념 및 참을 수 없는 통증 등에 극적인 효과를 가져왔습니다. 그러나 대가는 너무나도 컸습니다.

하여간 수술로 사망한 사람은 20명 중 1명에 달하였습니다. 게다가 간질, 마비, 지능의 저하, 운동마비를 일으킨 사람도 많이 있었습니다. 그리고 가장 큰 문제는 전두엽 절단수술을 받은 많은 사람들이 성격이 바뀌고 일종의 식물인간이 되어 버려 일생을 간호받아야 할 필요가 생겼다는 것입니다.

이 말은 전두엽은 단지 정보를 통합할 뿐만 아니라, '마음이 머무는' 곳(의 일부)이기도 하다는 것을 나타내고 있습니다.

그럼 다음으로 본능과 정동(情動)은 어디에 머무는 것일까요. 불교에서는 이것을 제칠식(第七識)이라 하고 우리들의 망상의 원인이라고 합니다. 즉 오감으로 정보를 얻고 육식으로 이것을 종합하여 마음의 본체로 보낼 때 제칠식이 이것을 과거의 기억이라든지 본능에 의하여 비뚤어지게 한다는 것입니다.

한편 마음의 본체로부터 나온 명령은 본래 오감으로 정확하게 전해지는 것을 제칠식이 본능의 기억에 의하여 비뚤어지게 해 버렸다고도 말합니다. 이런 것을 반케이(盤珪) 선사는 다음과 같이 표현하고 계십니다.

《며느리가 밉다든지 시어머니가 밉다라고 자주 말하고 있지만 며느리가 미운 것이 아니다. 며느리가 저때 저렇게 말했다. 이때 심

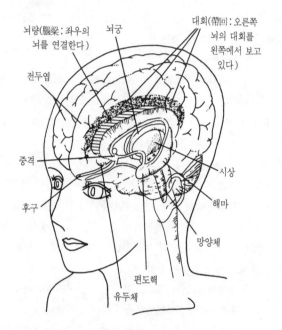

뇌량(腦梁:좌우의 뇌를 연결한다)　뇌궁

대회(帶回:오른쪽 뇌의 대회를 왼쪽에서 보고 있다)

전두엽

중격

후구

시상

해마

망양체

편도핵

유두체

그림 12 변연계(邊緣系), 특히 편도핵(扁挑核)과 해마(海馬)의 위치를 나타낸다.

한 말을 했다. 저때 저런 심술궂은 일을 했다 하는 기억이 미운 것입니다. 기억만 버려 버리면 며느리는 미운 것이 아니며 시어머니도 미운 것이 아닙니다》라고.

다음으로 그럼 본능과 기억(제칠식)은 뇌의 어디에 있는 것일까요. 우선 본능입니다만 식욕, 성욕, 체온, 수면, 갈증 등은 시상(視床) 밑에 있는 시상하부(視床下部)라는 부위에 중추(中樞)가 있습니다. 보기를 들면 시상하부의 일부를 자극하면, 많이 먹게 되거나(섭식중추) 전혀 먹지 않게 됩니다(거식중추).

한편 분노, 공포, 증오 등 그리고 단기(短期)의 기억 등은 변연계(邊緣系)라고 부르는 대뇌피질(大腦皮質)의 구석과 뒤쪽에 있는 부분으로부터 지배됩니다. 왜 구석과 뒤쪽이라고 말했는가 하면, 이 본능의 부분은 쥐와 개 등 하등의 동물에서는 뇌의 큰 부분을 차지하고 있습니다만, 원숭이 그리고 사람이면 오감을 처리하는 곳과 연합야가 매우 크게 발달하여 본능의 장소는 구석 쪽으로 쫓겨났기 때문입니다. 보기를 들면, 변연계의 편도핵이라는 곳을 자극하면 동물은 화를 내거나 무서워하는 반응을 나타냅니다만, 이 부분을 파괴해 버리면 무엇을 해도 화내지 않게 됩니다.

또 기억입니다만 단기기억의 입구는 해마라고 부르는 곳에 있습니다. 해마와 비슷하게 생긴 이 부분을 파괴하면 조금 전에 한 일과 일어났던 일을 전혀 기억하지 못하게 됩니다. 이것들의 존재하는 부위를 그림 12에 나타냅니다. 그러나 결국 불교에서 말하는 마음의 본체가 있는 장소(제팔의 아뢰야식)는 현재의 생리학으로는 전혀 알 수가 없다고 말해도 좋겠지요. 더욱이 깨달음이라 말하는 '마음'이라 하면 우주 그 자체가 되어 생리학이 다다르는 곳이 아니라 오히려 물질의 본체를 연구하는 물리학의 영역처럼 생각됩니다.

◆ 자유의지와 뇌의 활동

우리들의 생각과 행동이 운명적으로 결정되어 있는지 자유로운 선택을 할 수 있는지 어떤지 하는 것은 예부터 철학상, 종교상의 큰 문제였습니다. 이것에 관해서는 나중에 쓰겠습니다.

여기서는 뇌가 의식할 때에 뇌의 전기활동은 그 의식보다 전에 일어나는지 아니면 동시에 일어나는지 하는 것을 써 보려고 생각합니다.

그 전에 대표적인 두 가지 이야기를 하겠습니다. 하나는 유명한 그리스 신화 「오이디푸스의 피」입니다. 이것은 콤플렉스라는 말의 근원이 된 오이디푸스의 비극 이야기(소포클레스에 의함)입니다.

그리스의 테베의 국왕 라이오네스는 전부터 "남자아이를 낳았을 때는 그 아이가 아버지를 죽일 것이다"라는 신탁(神託)을 받고 있었습니다. 그래서 아내인 이오카테스와 접하는 것을 피하고 있었습니다만, 어느날 밤 술에 취하여 아내와 잠자리를 같이하여, 남자 아이를 낳게 되었습니다. 그래서 아버지인 라이오네스 왕은 신하에게 명령하여 그 아이를 산속에 버리게 했습니다. 그런데 신하는 그 아이를 버리지 못하고 산속에서 만난 유목민에게 맡겼습니다. 아이는 유목민에게서 다시 코린토스의 포류포스 왕의 손에 건네져 왕의 양자가 되어 성장했습니다.

어느 때 그는 "너는 의붓자식이다"라는 소문을 듣고 불안해져서, 아폴론의 신탁을 요청했습니다. 신탁은 "고향을 돌아가면 안된다. 너는 아버지를 죽이고 어머니를 아내로 맞을 것이다"라고 알려 주었습니다. 그래서 오이디푸스는 고향의 방향과는 반대방향으로 방랑의 여행을 떠났습니다. 그런데 산속 세 갈래 길에서 만난 노인과 "길을 비켜라", "안 비키겠다" 하는 말다툼이 되어 이 노인(즉 라이오네스 왕)을 죽여 버린 것입니다.

그리고 나서 테베 나라에 들어서자 주민들을 괴롭히고 있던 괴수를 퇴치하여 그 영예에 의하여 테베 국왕으로서 맞이하여져, 왕비 이오카테스(즉 자기의 진짜 어머니)를 아내로 삼게 되었습니다.

그런데 테베에 대흉황이 일어나 그 때문에 신탁을 묻자 "선왕을 죽이고 인륜에 벗어나는 행위를 한 사람이 있다. 그 사람을 찾아서 국외로 추방하지 않으면 신의 노여움은 결코 잠잠해지지 않을 것

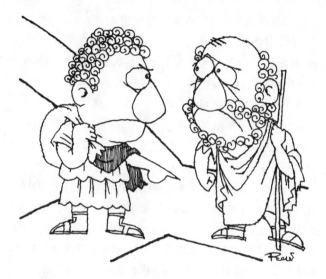

그림 13 오이디푸스는 세 갈래 길에서 만난 노인(실은 아버지)을 죽여 버린다.

이다."라는 것이었습니다. 그래서 선왕을 살해한 범인을 찾으려고 곤란한 조사를 한 결과, 그 범인은 자기 자신으로 '아버지를 죽이고 어머니를 아내로 맞이했다'는 대죄를 범한 것을 알았습니다. 자기의 죄에 놀란 오이디푸스는 양눈을 뽑고 장님이 되어 방랑의 여행을 떠났습니다. 한편 왕비 이오카테스는 자살해 버리고 말았습니다.

이 에피소드에서 오이디푸스 콤플렉스라는 말을 만든 것은 프로이트입니다. 즉 인간은 누구나 어려서는 아버지를 미워하고 어머니에게 애정을 느끼는 심리가 있다. 이것을 오이디푸스 콤플렉스라고 말한 것입니다.

다른 하나 의외로 알려져 있지 않은 말에 엘렉트라 콤플렉스라는 것이 있습니다. 이것은 딸이 아버지에게 애정을 느껴 어머니에게 적개심을 느끼는 것입니다. 이 오이디푸스 이야기는 예부터 철학상의 대문제, '우리들은 자기가 운명을 결정할 수 있는가, 아니면 신이 결정하는가' 하는 테마의 대표입니다.

한편 불교는 숙명론(모든 것은 결정되어 있다)은 택하지 않는 것 같습니다. 야스오카 세이토쿠(安岡正篤) 씨의 책에 다음과 같은 중국 이야기가 소개되어 있습니다.

500년 전쯤 중국에 원학해(猿學海)라고 하는 청년이 있었습니다. 이 사람이 점쟁이에게 점을 봐 달라고 하니 인생이 모두 점친 그대로 되었습니다. 시험점수에서 순위, 취직자리, 급료, 승진, 모든 것이 점친 그대로였습니다. 게다가 죽는 날까지 알려 주었습니다. 이렇게 되자 너무 어이가 없어 태평하게 살자 하는 식이 되는 것도 당연합니다.

어느 때 운곡(雲谷)이라고 하는 화상에게 이 이야기를 하자 화상은 "바보 같은 소리 하지도 말아라. 만약에 그렇다면 '적선(積善)하는 집에 여경(餘慶)이 있다.' 즉 좋은 일을 하면 좋을 일이 온다라고 말할 리 없지 않는가. 혹시 운명을 바꾸고 싶으면 좋은 일을 해라."라고 말씀하셔서 말씀하신 대로 좋은 일을 하자 운명이 차차 변화하여 점의 예언보다 좋은 지위를 가지고 좋은 급료를 받게 되었습니다. 그래서 이 사람이 책을 써서《내가 점쟁이에게 53세에 죽는다는 말을 들었을 때는 인생은 전부 잿빛이었다. 그런데 운곡 화상 덕분에 정확한 불교를 알게 되었고, 인간은 노력에 의하여 자기의 운명을 개선할 수 있다고 알았을 때 머리 위에 덮어씌워져 있던 구름과 안개가 하룻밤 사이에 개여 넓은 하늘을 우러러 볼 수 있게 명랑해졌다》라고 썼습니다. 이와 같이 불교에서는 숙명론을

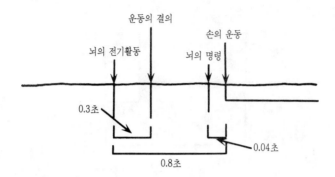

그림 14 자유의지와 운동. 운동을 결정하는 0.3초 전에 뇌에 전기
변화(활동)가 있다. 운동야에서 나온 명령이 손가락에 전해지기까
지의 시간은 0.04초에 지나지 않는다.

배제하는 것 같습니다.

다음으로 생리학적으로 자유의지의 문제가 어떻게 해명되어 가
고 있는지 써 나가겠습니다. 1963년에 독일의 우룸 대학의 신경학
자 코른휴버와 데이케 박사는 몸 운동할 때 뇌의 전기변화를 측정
하려 했습니다. 우선 두개(頭蓋) 위에 전극을 대놓고 손가락을 움
직이게 하여 그때에 기록되는 전류의 변화를 조사했습니다.

그런데 아무리 신중하게 실험을 하여도 이상한 결과뿐이었습니
다. 즉 손을 움직이기 0.8초 전에 뇌에 전기변화가 나타난 것이었
습니다.

뇌의 운동영역은 전기변화가 일어나 이 신호가 손가락에 도달하
는 것은 0.04초 정도이기 때문에 이것은 약간 빠른 변화입니다. 그
래서 전기변화는 운동을 일으키는 준비기간으로 생각하여 이것을

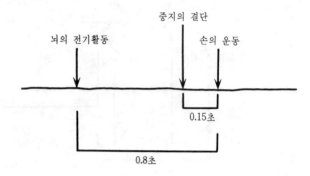

중지의 결단

뇌의 전기활동　　　　손의 운동

0.15초

0.8초

그림 15 행동의 중지. 이때에도 종지의 결단보다 먼저 뇌에 전기
활동이 일어나고 있다.

준비전위(readiness potential)라고 불렀습니다. 이 코른휴버의 실
험에서는 5초마다 손을 움직이도록 명령되어 있었기 때문에 진짜
자발적 운동이라고는 말할 수 없습니다. 그래서 만약 이런 명령이
없을 때에는 손을 움직이려는 의사(의식)와 준비전위는 어느 쪽이
먼저 일어나는가 하는 문제가 제기되었습니다.

　미국 캘리포니아 대학의 벤자민 레벳 박사는 피검자의 눈앞에서
시계처럼 점이 원을 그리며 도는 장치를 만들었습니다. 그리고 피
검자가 손을 움직이려고 생각하는 순간의 시간을 원 위의 점의 위
치로 알려 주도록 부탁했습니다. 결과는 우선 준비전위가 나타나서
0.3초 정도 지나고 나서 본인은 의사결정을 하고 있거나 또는 의사
결정을 의식하고 있다는 것입니다(그림 14). 즉 뇌는 의사결정을
하기 한참 전에 준비를 하고 있다는 것을 알 수 있었습니다.

　그럼 한 번 손을 움직이려고 하다가 그것을 그만둘 때는 어떨까

요. 같은 실험의 결과는 그만둔다는 결정은 운동이 일어나기 0.15초 전에 일어나 그 결과 준비전위는 내려가고 운동은 일어나지 않는 다는 것을 알 수 있었습니다(그림 15). 즉 의식은 신경활동이 일어나고 있는 도중에 운동을 진행시키는지 그만두는지를 결정하고 있는 것이 됩니다.

바꾸어서 말하자면 우리들의 자유의지는 우선 무의식에서 시작하고 나서 잠깐 의식이 '무엇을 하고 싶은가'라는 것을 인식한다고 말할 수 있습니다.

선(禪)에서는 마음속 깊숙이 의식하지 않고 나오는 의지가 순수하며 거침이 없는 것이라고 말하고 있습니다. 이것과 준비전위로 나타나게 되는 뇌의 변화와는 어떤 관계가 있는 것일까요.

◆ 무시이래의 마음

불교에 의한 마음의 설명과 생리학에 의한 마음의 설명을 조금 더 자세하게 알아보기로 하겠습니다.

야마다 무몬 노사의 『좌선화찬강화(座禪和贊講話)』라는 책에 《아뢰아식(阿賴耶識)을 함장식(含藏識)이라고 번역하고 있습니다 만, 우리들의 마음은 마치 장(藏)과 같은 것으로 일체의 지식과 경험을 전부 모아놓고 있는 것입니다. 태어나서부터의 경험과 지식만 이라면 모르되 태어나기도 전에 인류의 선조 또는 동물시대의 경험까지 모아놓고 있다고 말합니다》라고 써 있습니다. 그래서 생리학의 뇌 연구의 결과, 무시이래의 마음에 관계한 부분을 조금 써 보겠습니다.

정동(情動)이 머무는 곳, 변연계라는 이름을 붙인 것은 미국의

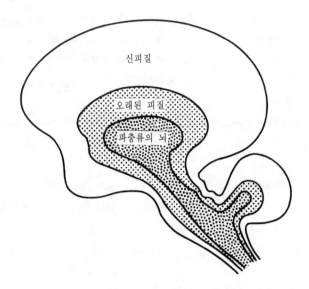

그림 16 인간의 뇌에는 3개의 부분이 있다.

국립정신위생연구소의 폴 매클린 소장입니다. 게다가 그는 인간의
뇌에는 3개의 부분(뇌)이 있다고 말하고 있습니다. 그림 16에 나타
낸 것처럼 제일 바깥쪽에는 인간이 되어 크게 발달한 새로운 뇌
(신피질)가 있습니다. 그 아래쪽에는 파충류의 뇌와 포유류의 뇌가
있다는 것입니다. 그래서 이 3개의 뇌가 모두 각각 외계를 인식하
여 그것에 반응하고 있습니다.

　여기서 문제삼는 제1의 뇌는 도마뱀과 파충류의 뇌를 구성하고
있는 구조로 R복합체라고도 부릅니다. 파충류를 영어로 렙타일
(reptile)이라고 부르기 때문에 이 R을 따온 것입니다. 매클린은
"파충류의 행동에는 포유류와 인간에게도 볼 수 있는 형(원형)이

있다"라고 말하고 있습니다. 우선 두 마리의 도마뱀을 가까이에 놓아두면 한 마리는 머리를 올렸다 내렸다 하기 시작합니다. 이것을 알아차린 다른 한 마리도 머리를 올렸다 내렸다 하며 목을 쑥 앞으로 내밀기 시작합니다. 이것은 일종의 공격적 인사라고 부릅니다.

인간에게도 파충류에게서 자주 볼 수 있는 행동이 대단히 많이 있습니다만, 매클린에 의하면 우리들의 뇌에 파충류의 뇌가 들어가 있기 때문에 당연하다라고 할 것입니다.

보기를 들면 권위에 대한 존경, 사회의 질서(새 등에게서 볼 수 있는 약한 자를 차례대로 쪼아가는 순서), 때로는 강박관념이라고도 해석되는 행동은 모두 파충류에게서 볼 수 있다는 것입니다.

매클린은 이것을 나타내기 위하여 다람쥐원숭이를 이용하여 실험을 했습니다. 다람쥐원숭이는 공격과 구애의 양쪽에 도움이 되는 시위행동을 합니다. 즉 보다 강한 다람쥐원숭이는 이것에 의하여 자기의 우위를 나타내려고 하는 것입니다. 그때의 시위행동이라는 것은 째지는 소리내기, 양다리 가랑이 벌리기 및 다른 원숭이에게 발기된 성기를 보이기 등입니다. 성교섭과 전혀 관계 없을 때에도 이것을 합니다. 즉 강하다는 것을 과시하려는 것입니다.

지금 한 마리의 원숭이가 새로운 사회에 보내졌다고 합시다. 그러면 모든 원숭이는 일제히 이 원숭이에게 시위행동을 합니다. 그렇게 되면 이 원숭이는 복종을 나타내어 머리를 숙일 수밖에 없습니다. 만약에 그렇게 하지 않으면 맹렬한 공격을 받고 죽을 수도 있기 때문입니다.

이 다람쥐원숭이의 시위는 태어나서 이틀 후에는 볼 수 있습니다. 그리고 엄마 원숭이하고만 있고 다른 원숭이와는 일체 만나지 않았던 원숭이에게도 일어납니다. 현재 시위행동은 환경과 관계 없이 뇌에 유전적으로 프로그램된 행동이라는 것에 행동심리학자의

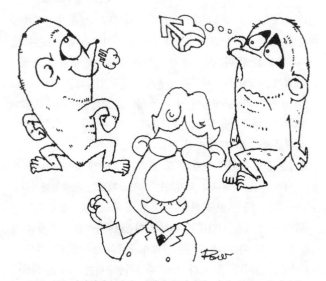

그림 17 다람쥐원숭이의 시위행위(성기의 과시 등)는 유전적인
것이다!

의견은 일치하고 있습니다. 어떤 종류의 다람쥐원숭이는 거울에 비
친 자기 모습에 대하여도 시위행동을 개시합니다. 그래서 시위행동
의 정도, 보기를 들면 목소리의 크기, 다리 가랑이의 벌리는 법을
측정하고 뇌의 어느 곳을 파괴하면 시위행동이 없어지는지를 조사
할 수 있습니다.

매클린은 뇌의 여러 부분은 잘라냈습니다만 담창구(淡蒼球)라는
뇌 깊숙이 있는 R복합체의 부분을 파괴했을 때에 시위행동은 없어
졌습니다. 이 R복합체에 대하여 매클린은 다음과 같이 말하고 있습
니다. 파충류의 뇌(R복합체)는 선조의 지식이나 기억으로 꽉 차 있
다. 또 개체는 선조의 기억이 명령하는 것에 따라서 충실하게

그것을 행한다. 그러나 이 뇌는 새로운 환경에 적응해 나가는 데는 도움이 못된다고.

다음의 뇌는 변연계(邊緣系)입니다. 조금 앞에서도 썼습니다만, 변연계는 R복합체를 둘러싸고 있습니다.

또 변연계는 새로운 뇌(대뇌피질 중 신피질이라고 부르는 것)가 점점 커지자, 이번에는 그 무거운 머리를 지탱하는 문제, 그리고 출산의 문제를 해결하지 않으면 안되었습니다. 즉 자궁의 크기, 골반에 있어서의 산도의 넓이를 생각하면 뇌가 무턱대고 커질 수는 없습니다. 그래서 뇌는 이른바 주름[구(溝)나 열(裂)이라 부르는 틈]으로 나누어지는 부분을 늘려 뇌의 면적을 늘린 것입니다. 그 위에 신피질이 넓은 면적을 차지하자, 오래된 뇌는 주변이나 안쪽으로 쫓겨간 것입니다. 원래 변연계는 냄새에 관계된 뇌라고 생각되었습니다. 그러나 그 후, 변연계는 정동에 관계하고 있다는 것을 알 수 있었습니다.

변연계의 편도핵을 전기자극하면 동물은 흥분, 분노, 공포 등의 증상을 갑자기 나타냅니다. 고양이의 경우에는 훗하고 소리치며 동공을 열고 등을 동그랗게 구부려 마치 공격할 때와 같은 자세를 취합니다.

유명한 클루버와 부시의 원숭이 실험이라는 것이 있습니다. 이것은 시카고 대학에 있던 2명의 연구자 클루버와 부시의 이름을 따서 붙여진 이름입니다만 그들은 원숭이의 편도핵을 파괴했습니다. 그러자 이 같은 원숭이는 극단적으로 얌전해지고 무엇을 하여도 화를 내지 않게 되었습니다. 그뿐 아니라 행동에도 이상한 점이 나타난 것입니다. 또 여러 가지 물건을 구분할 수 없게 되었습니다. 게다가 먹을 수 없는 것을 입에 넣거나 삼켜 버렸습니다. 또 보는 것을 만지려 하고 언제나 성행동을 하려고 했습니다.

그 후의 연구로 변연계는 정동의 중심이라는 것을 알 수 있었습니다. 그리고 시상하부(視床下部)를 변연계에 포함시키는 사람도 있습니다만 시상하부는 체온, 음수(飮水), 음식, 수면, 성행동 등 몸을 유지하기 위한 본능행동에 관계하고 있습니다. 특히 이 사실을 사람에게서 잘 알 수 있는 것은 간질입니다. 변연계에 기원을 두고 있는 간질에서는 환자는 발작할 때 여러 가지 감정을 여실히 느낍니다. 어느 환자는 다음과 같이 말하고 있습니다. 때때로 자기의 몸에 기분 좋은 바람이 스치는 것 같다. 그것은 누군가가 옆을 지나가는 것 같은 느낌이다. 그 감각이 너무나도 현실미를 띠고 있기 때문에 언제나 누군가가 자기의 옆을 지나쳤을 것이라고 주위를 둘러본다. 이 환자는 측도엽(대뇌의 옆쪽)에 간질을 일으키는 장소가 있는데 약으로 간질을 억제하자 이 같은 감각이 없어져 버렸습니다.

또 변연계의 간질의 특징으로 기시(旣視)라는 감각이 있습니다. 이것은 자기가 처음으로 간 곳임에도 불구하고 옛날에 거기에 있었던 적이 있는 것처럼 느껴지는 것입니다. 또 사람에 따라서는 먼 옛날의 과거(전세라고 말하는 사람도 있다)에 거기에 있었던 적이 있다고 느끼는 사람도 있습니다. 한편 전혀 반대의 감각을 가지는 수도 있습니다. 즉 언제나 보는 사람(아내 등)이 전혀 다른 사람으로 보인다는 것입니다.

이런 현상은 변연계가 감정에 미치는 영향을 나타내고 있습니다. 매클린은 다음과 같이 말하고 있습니다. "동물이 진화하여 고등으로 되자 R복합체에 커다란 '생각하는 뇌(새로운 피질)'를 덮어씌워 이성으로 본능을 억제하고 변연계와 연결하여 마음씨 따뜻한 정동을 개체에 불어넣게 된 것이다."라고.

그런데 사람에 따라서나 경우에 따라서 이 세 개의 뇌가 따로따로 대상을 느끼고 반응해 버리는 수가 있습니다. 이때 우리들의 마음의 조화는 어지럽혀져 심할 때에는 냉혈적으로 행동하거나 무턱대고 무서워하거나 또 생각을 제어할 수 없게 되는 일이 있습니다. 매클린은 재미있는 보기를 들고 있습니다. 동물 등이 매우 먼 곳의 일을 알거나 날씨의 변화를 사전에 알 수 있는 것은 파브르의 『곤충기』에도 자세하게 기록되어 있습니다. 그래서 어떤 사람의 R복합체가 매우 민감하다면 어떻겠는가 하는 것입니다.

제2차 세계대전 후에 유럽에서 귀환하는 배 안에서 한 명의 군인이 뉴파운드랜드(캐나다의 동쪽에 있는 섬)에 눈이 오고 있는 것을 느낄 수 있다고 말했습니다. 이 이야기를 같이 타고 있는 사람에게 말했습니다만 아무도 상대해 주지 않았습니다. 몇 시간 후 배에 연락이 와서 뉴파운드랜드에는 그 남자가 말한 시각에 확실히 눈이 내리고 있었다는 것입니다. 이 같은 보기를 여러 가지 들면서 매클린은 R복합체의 뇌가 제어할 수 없을 정도로 강한 사람은 멀리 떨어진 곳의 일을 알 수도 있는 것이 아닌가라고 말하고 있습니다.

이것이 텔레파시와 관계가 있는지 어떤지는 모르겠습니다. 그러나 우리들의 뇌에 진화의 오래된 기억이 유전자의 레벨로 짜 넣어져 있는 것은 정말인 것 같습니다. 또 이것이 마음속 깊은 곳에 있는 '무시이래(無始以來)의 기억을 가진 마음'이라고 부르는 것과 같을지도 모르겠습니다.

◆ 마음의 눈으로 본다

우리들의 감각은 각각의 감각야(感覺野)에 보내져서 통합되어 외계를 인식하는 것은 앞에서 쓴 그대로입니다. 선(禪)에서도 마음의 눈으로 본다고 말합니다. 이것과 비슷한 것은 자연과학에는 없을까요?

미국 조지타운 대학 신경과의 레스택 교수가 재미있는 보기를 들고 있으므로 소개하겠습니다.

1958년 12월 52세 남성이 영국왕립 버밍엄 안과병원에 입원했습니다. 그는 생후 10개월 때에 감염증으로 잃어버린 시력을 수술함으로써 회복하려고 입원한 것이었습니다. S·B라고 부르는 이 환자는 수술 후 1개월이 채 안될 때 런던의 데일리 텔레그래프의 특집기사에 계속해서 동향이 보도되었습니다. 많은 사람들은 S·B의 시력이 기적적으로 회복한 것에 흥미를 가졌습니다. 수술 후 몇 시간이 지나자 그는 자기 주위의 물체를 인식하기 시작하여 정상의 시력을 가진 사람과 똑같은 행동을 했기 때문입니다.

데일리 텔레그래프의 독자 중 한 명으로 당시 케임브리지 대학에 있던 젊은 심리학자 리처드 그레고리가 있었습니다. 그는 지금 영국 브리스톨 대학의 뇌지각연구실의 주임을 맡고 있습니다.

당시 그레고리는 인간의 지각에 관한 뇌의 기능에 특히 흥미를 가지고 있었습니다. 이 신문기사를 읽고, 그레고리는 인간의 지각에 관한 오랜 세월의 미해결의 논쟁과 수수께끼를 기억해 낸 것입니다.

1690년 영국의 철학자 윌리엄 모리노는 유명한 철학자 존 로크에게 다음과 같은 질문을 했습니다.

"선천적으로 맹인인 사람이 그대로 성장하여 구형(球形)의 물체와 사각의 물체를 손으로 만져서 알도록 교육했다고 합시다. 만약 그가 갑자기 시력을 회복하여 눈앞에 놓여진 구형과 사각형의 물건을 본다고 합시다.

문제 : 대체로 그는 이것들을 손으로 만지지 않고 어느 쪽이 구형이고 어느 쪽이 사각인가 판단할 수 있을까?"

로크의 대답은 "아니오"였습니다. 「인간의 지각에 관한 소논문」안에 로크는 다음과 같이 쓰고 있습니다. 《나는 이 질문에 답하여 다음과 같이 말하고 싶다. "이 맹인 남자는 확실히 어느 쪽이 구형이고 어느 쪽이 사각인지를 구별할 수 없을 것이다"라고.》

그후 300년에 걸쳐, 맹인의 눈이 열리면 어떤 행동을 할지에 대한 문제는 해답이 주어지지 않은 채였습니다. 데일리 텔레그래프의 기사를 읽은 그레고리는 인간의 뇌의 연구에서 가장 중요한 발견의 하나에 착수할 수 있게 된 것입니다.

그레고리의 최초의 진찰은 겨울의 희미한 빛 속의 병원 방에서 3시간 반에 걸쳐 행해졌습니다. 《첫인상으로는 그는 정상인 시력을 가지고 있는 사람처럼 보였습니다만, 금방 다른 점을 알게 되었습니다.》라고 그레고리는 썼습니다. S·B는 우선 '높이'라는 것을 알지 못했습니다. 그는 창문에서 12미터쯤 아래의 거리를 내려다보고는 손으로 길을 만질 수 있다고 말했습니다. 그래서 그는 이번에는 길에 서서 원래의 방을 보여 주자, 왜 저렇게 높은 곳에서 아래를 만질 수 있다고 생각했는지 깜짝 놀라고 있었습니다.

다음으로 버스를 보았을 때, 그는 버스의 옆쪽 폭에 비해서 높이가 이상하게 높다고 말했습니다. 또 사람 얼굴을 구분하는 데 S·B는 완전히 그 사람의 목소리에 의지하고 있었습니다. S·B가 최초로 의사를 보았을 때 그의 태도는 특히 주목받을만 합니다. 《나는 어두운 물체에서 무엇인가 툭 튀어나온 것을 보았습니다. 그리고 목소리를 들었습니다. 나는 자신의 코를 만져 이것이 돌기물인가 하고 알아차렸습니다. 그리고 이것이 코라면 내가 보고 있는 것은 얼굴임에 틀림없다고 생각했던 것입니다.》

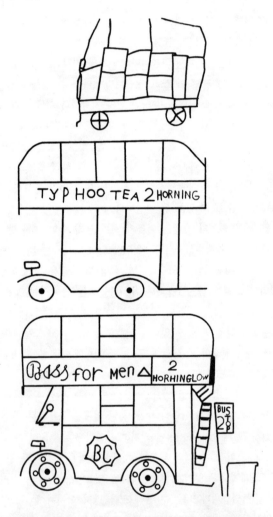

그림 18 S·B가 그린 런던의 버스 왼쪽뿐으로 라디에이터 부분
이 없다. 최상단의 그림은 눈을 뜨고 금방 그린 것.

제1장 마음에 관해서 57

S·B에게 버스의 그림을 그리라고 했을 때의 일은 특히 흥미있었습니다. 우선 그는 차륜에 바퀴살을 붙였습니다(그림 18 제일 위). 바퀴살은 차축에서 차륜 쪽으로 방사상으로 나와 있는 막대기로서 런던에서는 과거 20년 이 같은 차륜의 버스는 달리고 있지 않았습니다. 그는 말했습니다. "8살 때 버스를 '보여 주셔서' 그것을 만졌습니다. 바퀴살은 꼭 자기의 키 높이였기 때문에 특히 흥미를 가졌습니다."라고. 즉 그는 마음의 눈으로 버스를 '본' 것입니다. 나중에 그가 좀더 시각에 의지하게 되고 나서의 버스의 그림을 가운데 나타냈습니다. 어느새 현실에 가까워지고 바퀴살은 없습니다. 그리고 S·B가 그리는 모든 그림은 왼쪽뿐입니다. 즉 런던에서는 좌측통행이기 때문에 S·B는 언제나 버스를 왼쪽에서 만졌던 것입니다. 즉 그는 촉각에 의한 정보를 시각의 정보로 변환시키고 있었던 것입니다.

그의 그림은 차차 능숙해지고 복잡해졌습니다만, 몇 가지의 물건이 언제나 빠져 있었습니다. 그가 그리는 그림에는 라디에이터 부분이 없는 것입니다. 이 부분은 뜨겁고 위험하기 때문에 맹인에게는 만지지 못하게 했던 것입니다(그림의 제일 밑). 그레고리는 S·B의 그림에 대하여 다음과 같이 말하고 있습니다. "S·B는 시력을 회복하여 외계를 볼 수 있게 되었지만 그의 외계에 대한 감각은 촉각에 의하여 일으켜 세워진 것이었다. 그의 인생은 맹인으로서 계속 존재하면서 죽음에 도달한 것이다."

그러나 이것보다도 더 중요한 것은 S·B가 점차로 정신적으로 붕괴되어간 것입니다. 그레고리는 말합니다. "수술 전에는 그는 밝고 재미있는 인물이라고 생각되었다. 눈은 보이지 않지만 오토바이에 타고 혼잡한 도로도 자신을 갖고 가로지르거나 구두수리인으로서 충분한 수입도 얻고 있었다. 그러나 시력을 회복하는 수술 후 몇 개월 사이에 이 남자는 자신을 잃기 시작하여 혼자 있기를 좋아하게 되었다. 그는 외출도 않고 집안에서 밤에 불도 켜지 않고 가만히 어둠 속에서 앉아 있게 되어 버렸다."

특히 S·B가 그레고리에게 말한 코멘트는 사람의 마음을 찌릅니다. 왜 그가 고독에 빠져 자신을 잃었는지 알 수 있을 것 같습니다.

《그는 나에게 말했다. "세계는 갑자기 재미없는, 색이 바랜 것같이 되어 버렸다." 또 어떤 때에는 저녁 노을의 아름다움에 대하여 말한 적이 있다. "산 위에서 보는 저녁 노을의 색깔은 멋있다. 그러나 산을 내려오면 깜깜해지고 그 색은 모두 없어져 버렸다." 또 어떤 때는 다음과 같이 말했다. "자기는 이전에 여성이라는 것은 모두 멋있고 아름다운 것이라고 생각하고 있었다. 그러나 지금 보는 여성은 모두 못생겼다."》

그 위에 S·B의 불행은 지금까지의 청각과 촉각에 의지한 인생을 새롭게 시각으로 전환시킬 수 없었던 일입니다.

그를 언젠가 사우스 켄진톤에 있는 어느 과학박물관으로 데리고 갔습니다. 그때의 일을 그레고리는 다음과 같이 말하고 있습니다. 《특제 유리상자에 들어가 있는 선반(旋盤)을 보았을 때의 일이다. 그는 선반을 오랫동안 보고 싶다고 말하고 있었다. 나는 그를 거기로 데려가 유리상자 속에 들어가 있는 것이 무엇인지 물었다. 그는 대답을 못했다.

그는 다만 앞에 있는 것은 핸들인 것 같다고 말했다. 그는 칼날도 볼 수가 없고 "아무 겄도 모르겠다"며 안절부절하는 모습이었다. 우리들은 지켜 보는 사람에게 부탁하여 유리상자를 열어 선반을 만질 수 있게 해주도록 부탁했다. 그 결과는 놀랄 만한 것이었다. 그는 선반 위를 어루만져 눈을 감았다. 그리고 뒤로 물러서면

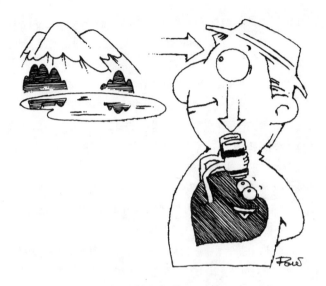

그림 19 우리들은 '마음의 눈'으로 외계를 보고 있다.

서 눈을 뜨고는 "알았다", "만지니까 보였다" 하고 말했다.》

런던 관광에서 그는 건물에는 흥미를 나타내지 않았다. 그는 트래펄가 광장의 비둘기에만 대단한 흥미를 가지고 그냥 보는 것만이 아니라 만지거나 했다. 그는 자기가 어떻게 고독하며, 이 같은 동물의 움직임의 소리를 찾고 있는지 그레고리에게 설명했습니다. S·B가 현실에 적응할 수 없는 것은 더 S·B를 우울하게 하였습니다. S·B의 부인은 그레고리에게 편지를 보내서 "S·B는 모든 것에 절망하고 있습니다."라고 썼습니다.

1960년 8월 2일. 수술 후 꼭 1년만에 시력을 기적적으로 회복한 이 사람은 우울병으로 사망했습니다.

그레고리는 말합니다. 《S·B는 일생 맹인이라는 결함과 더불어 살아왔다. 그러나 그의 불구가 기적적으로 제거되자 그는 마음의 평화도 자신도 잃었다. 꿈이 실현되자 반대로 실망을 얻은 것이다.》

이 일은 두 가지 큰 문제를 제기합니다. 우선 우리들은 외계를 현실로서 인식하고 있는 것뿐 아니라 마음의 눈으로 '보고 있다'는 것입니다. 즉 거기에 자기의 세계상을 그리고 있다고 하여도 좋겠습니다. 외계를 보고 행복은 느끼는 것도 불행을 느끼는 것도 그 사람 나름이라고 말해도 좋다고 생각합니다. 누구에게도 세계는 자기의 마음에 투영되어 처음으로 현실로 되는 것이기 때문에 사회의 질서에 어긋나지 않으면, 세계는 자기가 보는 것처럼 보면 된다. 그래서 행복해진다면 괜찮은 것이 아니겠습니까?

무리해서 어떤 인생관을 강요하여 그것으로 인해 본인이 불행해진다면 도로아미타불입니다. 사람은 무리하게 현실을 보여 주어도, 꼭 행복해진다고 말할 수 없는 것 같습니다. 오히려 마음의 눈으로 보는 행복한 세계만이 진짜 행복이라고 말할 수 있는 것이 아니겠습니까?

또 다른 하나는 『병은 마음으로부터의 과학』에서도 쓴 것처럼 나는 인생에서 가장 중요한 것은 자신을 가지는 것이고, 가장 무서운 것은 자신을 잃어버리는 것이라고 생각하고 있습니다.

누구나 결점이 있습니다. 그러나 이 결점도 오히려 자기의 오늘을 있게 하고 있는 에너지일지도 모르는 것입니다. S·B의 경우도 맹인으로 살고 있을 때에는 사람들이 칭찬해 주었습니다. 그러나 눈을 뜨자 남이 간단하게 할 수 있는 것도 할 수 없었습니다. 그리고 자기 마음속의 세계는 자기가 만든 아름다운 세계였습니다만 이제는 현실을 보게 되어 버린 것입니다.

지금까지 자기에게만 주어진 행복, 즉 자신이 무너져 버려서는

행복해질 수가 없습니다. 이 일을 생각하면 우리들은 자기가 '불행'
이라고 생각하는 것 속에 행복의 눈(芽)을 보고 있는 것인지도 모
릅니다. 또 이런 생각을 소중하게 할 필요도 있다고 생각합니다.

◆ 애정과 발육

죽음을 초월하는 마음은 단지 자기의 죽음을 바라보는 것만이라
고는 생각되지 않습니다. 죽는 자기가 현재의 사회에 어떻게 이바
지하는지를 바라보는 마음이기도 합니다. 덴린 노사는 젊은 사람들
을 위한 마음의 교육장소로서, 방광사 내에 원명각을 건설할 것을
발원하여 노력해 왔습니다. 그래서 이 장(章)에서는 현재 아이들의
마음의 발육에 대해 그 중에서도 어머니의 애정이 얼마나 중요한
것인지를 과학의 입장에서 써 나가려고 생각합니다.

에든버러 대학(스코틀랜드)의 심리학교수인 파워 박사는 다음과
같은 실험을 하고 이것을 카메라에 담았습니다. 우선 어머니와 생
후 6일 되는 아이를 대면시켜 앉히고 어머니에게 혀를 내밀게 하
여, 약간 그것을 움직이게 해보입니다. 그러자 10초 후에 아기도
입을 열고 똑같이 하는 것이 아닙니까. 다음에는 어머니가 눈을 깜
빡깜빡하고 입을 엽니다만 이번에는 혀를 내밀지 않습니다. 몇 초
후 아이도 속눈썹을 움직이고 입을 열었습니다.

파워의 관심은 도대체 무엇이 6일째 되는 아이에게 이 같은 것
을 '가르쳤는가' 하는 것입니다. 그리고 자기의 입과 눈앞의 어머니
의 입이 대응한다는 것을, 어떻게 이런 작은 아이가 알고 있는 것
일까 하는 것입니다.

최근까지의 심리학에서는 아기는 별로 기능하지 않는 뇌를 가지

고 태어나, 그후 뇌가 발달하여 경험에 의하여 완성해 간다고 전해져 왔습니다. 실제로 뇌의 크기의 $\frac{5}{6}$ 는 생후가 되어야 발달한다는 것을 알았습니다. 그러나 동물을 보면 진화한 동물일수록 생후 곧 자립할 수 있는 것이 법칙입니다. 그럼 왜 인간만이 다른가 하고 레스택 박사는 말합니다.

파워를 비롯해 여러 사람들은 인간도 생후 즉시 이미 상당히 발달한 뇌를 가지고 있다고 말하고 있습니다. 그들은 아기가 자기 쪽으로 가까이 오는 상자를 향하게 되면 자기의 얼굴을 뒤로 젖혀서 피하려는 것을 나타냈습니다. 그리고 부드러운 물체와 딱딱한 물체를 구별하는 것도 알고 있는 것 같습니다. 딱딱한 물체는 만지고 나서 처음으로 딱딱하다는 감각을 얻기 때문에 만지기 전에 알 수 있다고 하는 것은 설명할 수 없습니다. 파워 외 여러 사람들은 다음과 같이 생각하고 있습니다. 아기들은 외계의 일부를 조금씩 인식하여 차차 전체상을 만드는 것이 아니라 처음부터 전체상을 가지고 있는 것이다라고.

또 한 가지 재미있는 것은 아기의 소리에 대한 방향성입니다. 생후 몇 시간이 지난 아기의 오른쪽에서 소리를 내면, 아기의 얼굴은 오른쪽으로 돌립니다. 한편 왼쪽에서 소리를 들려 주면 왼쪽으로 돌립니다. 그리고 그 방향을 보려고 합니다. 갓 태어난 아기는 소리가 나온 장소에서 소리가 온다고 하는 경험을 가지고 있을 리 없습니다. 따라서 이 같은 청각과 시각의 상관관계에 대해서는 선천성 또는 유전적으로 결정되어 있다고밖에 말할 수 없습니다.

그리고 다른 연구자는 생후 3개월 된 아기에게 2개의 영화를 동시에 보여 주었습니다. 한쪽의 영화는 유성, 다른 한쪽은 무성입니다. 그러자 아기는 대부분의 시간, 소리가 나오는 유성의 영화를 계속 보았습니다. 즉 이렇게 작을 때에도 아기는 눈과 귀의 협조를

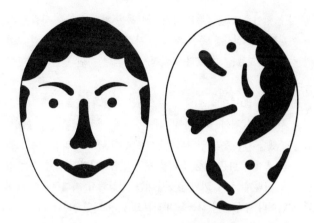

그림 20 팬츠 박사가 아기에게 보인 그림

필요로 하는 것 같은 자극을 좋아하는 것입니다.

또 하나 흥미로운 것은 팬츠 박사의 실험입니다. 아기가 위를 보게 해 놓고, 천장에 2개의 그림을 영사했습니다. 또 동시에 눈에 빛을 비추어 시선의 방향을 알 수 있도록 해놓았습니다. 그러자 생후 얼마 안되는(수일) 아기도 대부분, 왼쪽의 그림을 보고 있었습니다. 즉 그렇게 작을 때부터 인간은 의미있는 물체를 보고 싶어하는 것입니다.

이런 것으로 보아 아이들은 태어나자마자 외계를 인식하는 힘을 어느 정도 가지고 있고 게다가 이런 것들이 경험에 의하여 고도화된다고 생각됩니다.

다음으로 이와 같이 발육해 나가는 뇌에 대하여 주위는 어떤 영향을 주는 것일까요. 사회학이 가르치는 것에 의하면 아이들에게 애정을 주고, 신체적 접촉을 많이 가지는 관습의 사회는 비교적 거칠고 난폭하지 않은 성인(成人)을 만든다고 합니다. 그리고 아이들을 자주 안아주고 만져주고 움직이게 하는 관습이 있는 사회는 단지 기계적으로 식사를 주는 것 같은 사회(보기를 들면 예전의 고아원 등)와 비교했을 때 보다 폭력적, 투쟁적이 아닌 인간을 만든다고 합니다.

1950년과 60년대에 미국의 위스콘신 대학의 핼로 부부는 원숭이를 사용하여 뇌의 발육에 미치는 주위의 애정에 관하여 중요한 발견을 했습니다. 우선 빨간털원숭이를 생후 즉시 격리합니다. 그들은 우리 속에서 다른 원숭이를 볼 수는 있습니다만 접촉할 수는 없습니다. 이렇게 하여 키워진 원숭이는 성장해서 자폐적으로 되어 몇 시간이나 우두커니 하늘을 바라보고 있게 되었습니다.

다음 증상은 자기 파괴(처벌)적 행위입니다. 하루에 몇 번이나 손가락 사이의 피부를 당겨 쥐어 뜯습니다. 또 동물담당자하고 만나거나 하면 갑자기 자기의 몸을 물거나 합니다. 그리고 나이를 먹으면 자기 공격이 다른 것에 대한 공격으로 변합니다. 다가오는 공포가 격심한 적의로 변하는 것입니다.

이런 원숭이를 더 연구하자, 다음과 같은 것을 알 수가 있었습니다. 우선 이런 원숭이는 눈앞에 갑자기 자기 손이 보이거나 하면 공포에 질립니다. 다음에는 즉석에서 이 공포가 분노로 변하는 것입니다. 자기 손을 물고 잘라내거나 합니다.

즉 원숭이는 자기와 남과의 구별을 할 수 없습니다. 그러다가 갑자기 다른 원숭이를 공격하게 됩니다. 어떤 원숭이는 같은 상자에 넣어진 원숭이의 손가락을 갑자기 물어뜯어 버렸습니다. 한편 다른 원숭이는 친구 원숭이를 갑자기 죽여 버린 것입니다.

그런 가장 현저한 증상은 아이를 대하는 것이었습니다. 고독 속에서 키워진 암컷 원숭이는 성장해서 엄마가 되어도 아이에게 애정을 나타내지 않습니다. 때로는 아이를 죽여 버리는 수도 있습니

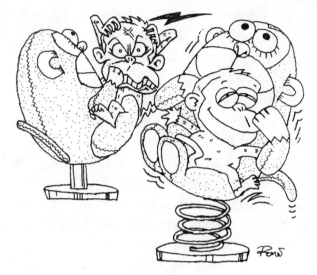

그림 21 움직이는 '엄마' 인형 쪽이 더 좋다!

다. 즉 고독하게 큰 원숭이는 잔인하고, 불안정한 엄마 원숭이가 되는 것입니다. 어릴 때의 신체적 접촉의 결여는 성장 후 좋은 부모가 될 수 없다는 결과를 낳은 것입니다.

핼로 부부는 더욱 연구를 진척시켰습니다. 갓태어난 원숭이를 넣은 상자에 엄마와 많이 닮은 유사인형을 넣어 보았습니다. 하나는 천으로 만든 인형입니다. 다른 하나는 금속선(金屬線)으로 만든 인형이었습니다. 아기 원숭이는 대부분의 시간을 천으로 만든 인형에 매달리거나 하며 지냈습니다. 보기를 들어, 우유는 금속선의 인형이 먹이도록 하여도 다 마시면 원숭이는 곧 천 원숭이에게 달라붙는 것입니다.

그리고 천 인형을 두 종류 만들어, 한쪽은 흔들흔들 움직이게 하고 한쪽은 고정시켜 놓자 원숭이는 언제나 흔들흔들 움직이는 '엄마' 인형과 놀았습니다.

그런데 성장 후의 원숭이의 행동을 조사해 보니 천으로 만든 움직이지 않는 '원숭이'에게 키워진 원숭이는 성장 후 이상한 신체 운동을 나타냈습니다.

이것을 더 깊이 연구하자, 선천성 맹인 원숭이를 엄마 원숭이가 키워도 성장 후 이상한 운동은 일어나지 않습니다. 즉 시각의 문제는 아닌 것입니다. 인간도 골절 등으로 인해 아이를 침대에 당분간 고정해 놓으면 그후 감정이 불안정해지고 갑자기 폭력을 행사하게 되는 수가 있습니다. 이 같은 일을 생각하면 아이를 안고 움직이게 해준다는 것이 그 아이의 정상의 지능, 신체적 발달을 위하여 가장 중요한 요인이 아닌가 생각됩니다.

『병은 마음으로부터의 과학』 속에서도 썼습니다만 아이의 지능, 신체의 발달을 위해서는 주위의 애정이 매우 중요하다는 것을 알게 되었습니다. '부모 없이도 아이는 큰다'라고 말합니다만, 이것은 누군가 부모를 대신해 주는 사람이 있기 때문입니다. 아무도 따뜻하고 친절하게 해주는 사람이 없이 성장한 아이에게는 정상적인 마음의 발달과 신체의 건강을 기대하는 것이 곤란하다고 말할 수 있습니다.

◆ 과학의 한계

보기를 들면 과학에서는 '마음을 밝게 하면 병에 걸리는 비율이 적다'라고 하는 것을 연구하여 서술할 수 있습니다. 그것은 갖가지 기분을 가진 사람을 조사하여 이 사람들이 10년, 20년 후 어떤 병에 걸렸는지를 추적하여 마음가짐과 질병률 사이에 통계적으로 상관 관계가 있는지 어떤지를 조사하면 되는 것입니다.

그런데 이건 어디까지나 통계적인 것이기 때문에 '밝은 마음'을 가지고 있어도 병에 걸리는 사람은 반드시 있는 것입니다. 또 언제나 쓸데없는 걱정을 하며 끙끙 앓는 사람도 건강한 사람은 있습니다. 그러나 이것도 통계적으로 말하는 것이므로 보기를 들면 담배를 피우는 사람이 100퍼센트 암에 걸리는 것이 아닌 것과 같습니다. 또 전혀 담배를 피우지 않는 사람도 폐암에 걸리는 수가 있습니다. 그래서 담배를 매일 50개피쯤 피우며 오래 사는 사람이 "나를 봐라. 담배를 피워도 이렇게 건강하게 오래 살고 있다. 그것에 비해서 암을 두려워하여 담배를 끊는 사람들은 모두 나보다 더 빨리 죽었다."라고 말하는 사람이 있습니다만, 이것은 전혀 틀립니다.

즉 과학은 통계적으로 의미가 있는 결과가 나왔을 때에는 '끽연'과 '폐암의 발생률'의 사이에 상관관계가 있다고 하는 것입니다. 여기에 상자 속에 100개의 구슬이 있다고 합시다. 이중 99개가 빨간 구슬이고 1개가 하얀 구슬의 경우, 만약 손을 넣어 1개의 구슬을 집는다면 아마 빨간 구슬이 잡힐 것입니다. 그러나 하얀 구슬을 잡을 가능성이 0은 아닙니다. 무어라 하여도 1개는 하얀 구슬이 있기 때문입니다.

그러나 이 상자에 손을 넣어서 구슬을 꺼내고, 또 다시 돌려 놓는 것을 1만 회, 100만 회 계속한다면 대개 100회에 1번 정도 하얀 구슬을 꺼내는 결과가 될 것입니다. 그러므로 과학에서는 '절대 없다'라는 결론은 나오지 않는 것이 보통입니다.

다음에 '밝은 마음을 가진 사람은 병에 걸리는 확률이 적다'는 것이 통계적으로 증명되었다고 합시다. 사실 『병은 마음으로부터의 과학』에 많은 자료를 들어 마음가짐과 병에 걸리기 쉽다는 것 사이에는 상관관계가 있다는 것을 나타냈습니다.

그래서 어떤 사람이 "나는 병에 걸리고 싶지 않다. 건강하고 싶다. 그럼 밝은 마음을 가지려면 어떻게 하면 좋겠습니까?"라고 물었다고 합시다. 이것은 이미 과학이 아니고 종교가 되는 것입니다. 왜냐하면 해답이, 보기를 들면 "매일 뜀뛰기를 하시오."라는 것이었다면, ① 이 해답은 '절대적'인 것이 아니고, 뜀뛰기를 하는 사람이 다 건강해진다고는 할 수 없으나 ② 해답을 들은 사람이 이것을 '믿고 실행할' 필요가 있기 때문입니다.

과학은 A와 B는 상관이 있다는 결과를 줍니다만 이것을 믿고 실행하느냐 어떠냐와는 전혀 관계가 없습니다. 단지 사실을 나열할 뿐입니다. 그래서 어떤 사람이 '밝은 마음가짐'을 물어, 그러면 어떻게 하면 좋으냐고 질문했을 때, 이것에 대한 해답은 넓은 의미에서의 종교의 입장이 된다고 생각하는 것입니다.

나는 최근 「마음과 몸」에 대한 강연을 부탁받았을 때, 강연 후의 질문으로 "그럼 어떻게 하면 좋은 것입니까?" 또는 "나는 이렇게 하고 있습니다만, 이것으로 괜찮은 것입니까?"라고 질문해 오는 경우가 자주 있습니다. 그때마다 나 나름대로 대답하고는 있습니다만 언제나 이것은 정말은 넓은 의미의 종교적 입장에서이고 과학은 아니다라고 느끼지 않을 수 없습니다.

즉 내 해답은, 나의 의견을 믿고 실행해라고 말하지 않으면 의미가 없으며, 또 앞에서도 썼듯이 과학은 결과를 100퍼센트 보증하지 않으므로 만일 실패했을 경우 보기를 들면 상자에서 흰색 구슬을 꺼냈을 경우 의사로서의 책임을 져야 되기 때문입니다. 그러나 만일 이 해답이 종교적인 입장에서 나온 것이라면 '믿는 자는 구원받을 것이다.' 하여 결과가 때로 별로 안 좋다 하여도 본인이 믿고 한 것이고, 의견을 말한 사람은 믿을 수 있을 정도로 훌륭한 사람이기 때문에 별로 문제는 없는 것입니다.

여기에도 종교와 과학의 큰 차이가 있습니다. 즉 과학에는 발표자의 인격이라든지 인간성은 직접 문제되지 않습니다만 이것이 종교라면 '믿을 수 있을 만큼 훌륭한 사람'이 이야기하는 것이 요구됩니다.

또 하나 과학과 종교의 차이는 마음이 관여하는 것입니다. 나는 『병은 마음으로부터의 과학』에서 암의 특수요법(보기를 들면 이미지 요법, 비타민 C 요법, 분유요법 등입니다만)을 썼습니다. 이때 가장 주목해야 할 것은, 환자가 믿고 있는지 어떤지의 통계결과입니다. 항암제와 방사선 요법처럼 보통요법을 받고 있을 경우에는 환자의 50퍼센트밖에 "이것으로 암은 고쳐진다"라고 믿고 있지 않습니다. 그런데 특수요법을 받고 있는 사람의 95퍼센트 이상의 사람이 "자기의 암은 특수요법으로 고쳐진다"라고 믿고 있는 것입니다.

그런데 보통요법과 특수요법의 효과에는 전혀 차이가 없다고 합시다. 보통요법을 받고 있는 환자는 "자기의 암은 고쳐질 수 없다"라고 생각하여 불안과 공포에 떨면서 세월을 보낼 것입니다만, 특수요법을 받고 있는 사람들은 "이것으로 고쳐진다"라고 확신을 가지고 살아가고 있는 것입니다. 그 결과 양쪽의 요법을 받고 있는 사람들이 똑같은 기간을 살았다고 할 때, 도대체 어느 쪽의 사람들이 행복하고, 사는 보람이 있겠습니까?

여기에 과학과 종교의 큰 차이가 있습니다. 과학은 보기를 들면 특수요법을 분석하여 '효과가 없다' 또는 보통요법에 비해 '10퍼센트 생존기간이 짧다'라는 것뿐입니다. 본인이 행복을 느끼는가 아닌가 등은 과학이 관여할 바가 아닌 것입니다.

나는 이런 것을 생각하면 사람은 "자기의 마음이 행복할 때에 행

복한 것이다"라는 세키 보쿠오 노사(천룡사의 관장. 뒤에 나옴)의
말을 기억해 낼 수밖에 없습니다.

그리고 "의학은 결국 병이 고쳐지면 좋은 것이고, 사람은 본인이
행복해지면 좋은 것이다"라는 말에 현대의학의 맹점을 찌른 큰 의
미가 있다고 생각합니다.

제2장 병에 관해서

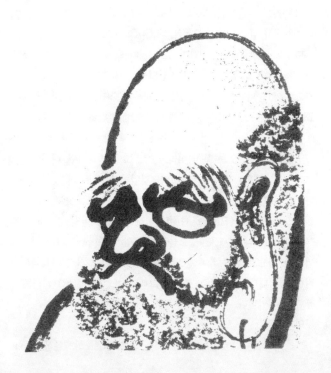

◆ 병에 걸려 버린다

다카다 이제까지의 노사 이야기와 비슷한 것이 될지도 모르겠습니다만 유명한 이야기의 하나로 마조(馬祖) 스님이 병에 걸렸을 때, "좀 어떠십니까?" 하고 병문안 간 중이 마조 대사에게 꾸중을 들었다고 합니다만, 그것은 결국 정말로 훌륭한 사람에게는 병이라는 것은 존재하지 않는다 식으로 해석하는 것입니까? 해석이라는 말은 매우 이상합니다만.

아라카네 그렇지 않습니다. 이것은 『벽암록(碧巖錄)』이라는 책의 제3칙에 나옵니다. '馬大師不安. 院主묻다. 스님, 오늘은 어떻습니까? 대사 말씀하시길 日面佛, 月面佛'이라고.

마조도일(馬祖道一) 선사가 위독할 때에 원주(院主)라고 하는 것은 절의 사무를 맡아서 하는 스님인데, 그가 "오늘은 어떻습니까?" 하고 물었습니다. 그때에 마(馬) 대사가 "日面佛, 月面佛"이라고. 1800년의 수명을 가진 것이 일면불(日面佛), 하룻낮 하룻밤[一日一夜]의 수명을 가진 것이 월면불(月面佛)(2개의 부처 이름 모두 三千佛名經에 나오는 부처)이라고 부르고 있습니다만 이것은 임종 그대로를 마(馬) 대사가 말씀하신 것입니다. 화를 낸 것이 아닙니다. 임종 그대로를 나타낸 것입니다.

일면불, 월면불(日面佛, 月面佛)이라는 것이 어떤 것이냐 하면 "여어, 고맙구나. 수고했다, 오늘도 병문안 와주어서." 이런 것이 아닙니다. 병으로 위독할 때에 위독해져 버려서, 그 괴로움의 극을 표현한 것입니다. 임종의 괴로움을 그대로 표현한 마(馬) 대사의 훌륭한 공적입니다. 선이 일상생활에 어긋나지 않는다는 것은 그런 것입니다.

그래서 나는 그것을 평이한 말로, 요전 NHK의 「일본 zoom-up」에서도 설명했습니다. 아무리 선(禪)을 했다고 하여도 환하게 웃으면서 "안녕히 계세요"라고 할 그런 녀석은 한 명도 없습니다. 몸은 괴롭다, 아프다. 그러나 몸과는 달리 앞에서도 말한 마음의 근원의 문제, 이것은 아무렇지도 않다. 그래서 일면불, 월면불(日面佛, 月面佛)이라고 그런 것입니다.

이런 이야기가 있습니다. 진종(眞宗)에 유명한 렌뇨 쇼닌(蓮如上人)이라는 분이 있었습니다. 잇큐(一休) 선사와 사이가 좋았다고 합니다. 이분은 생사를 초월하고 있었습니다. 그 렌뇨 쇼닌이 죽을 때에 미친 사람처럼 뒹굴며 괴로워하다가 죽었습니다.

그것을 머리맡에서 간병하고 있던 렌뇨의 딸이──진종은 종조 신린(親鸞)님 이래 부인이 있었기 때문에──"창피하다. 아버지는 살아 있는 부처라고 부르던 사람이었는데, 이런 죽는 모습을 하다니"라고 말하자, 잇큐 스님이 딸을 꾸중하면서 "무슨 소리를 하느냐. 나 여기에 내영불(來迎佛)을 보았다"라고 말하며 렌뇨 쇼닌을 배례(拜禮)하였다고 합니다. 그것이 일면불, 월면불(日面佛, 月面不)인 것입니다.

그런데 지금 선생님의 질문입니다만 일면불, 월면불(日面佛, 月面佛)이라는 것은 이와 같이 괴로울 때에는 아주 괴로워해 버리고, 병에 걸리면 아주 병에 걸려 버리는 그런 것입니다. 그러나 마(馬) 대사 자신의 마음의 본체는 괴롭지도 아무렇지도 않을 것입니다. 그러나 이 경지는 말로 하여도 좀처럼 이해하기가 힘들 것입니다.

선을 하면 괴로움도 없고, 아무것도 없다. 그것은 틀린 생각입니다. 본래 자기라는 것은, 마음의 본체라는 것은 그런 것을 초월하고 있습니다만 눈에 보이는 것은 그런 것이 아닙니다. 마(馬) 대사의 그것도 그렇고 불락인과(不落因果 : 인과에 떨어지지 않는다)와 불매인과(不昧因果 : 인과를 속이지 않는다)도 그렇고.

그것을 표면적으로 보고 진실을 보지 않습니다. 세상 사람들은 또 진실을 보지 못한 녀석이 그럴싸한 말을 하여 허풍을 떨기 때문에 좌선을 하면 생사를 초월하여 죽을 때에도 빙그레 웃으면서 죽는다고……. 그런 녀석은 한 명도 없습니다.

◆ 면역과 마음

면역반응에 정신상태가 크게 영향을 미친다는 것은 『병은 마음으로부터의 과학』에서도 썼습니다. 아라카네 노사도 불굴의 정신력으로 이미 3년 이상이나 암과 공존하고 계십니다.

특히 이 책에서는 암의 문제가 크게 거론되고 있기 때문에 우선 암과 면역의 관계에 대하여 알고 싶은 것이 당연합니다. 그러나 이와 같이 일반인을 대상으로 한 책에서 암과 면역의 관계를 설명하는 것은 매우 곤란합니다. 그래서 에이즈를 생각해 주십시오. 에이즈는 면역능력이 에이즈 바이러스로 인해 극도로 저하되는 병입니다. 이 원인은 에이즈 바이러스가 T세포라는 흉선(흉부에 있는 림프조직으로 림프구에 자기와 타인의 구별을 알려준다)에서 나오는 림프구에 감염되는 것입니다. 특히 이중, 외래의 이물질에 작용하여 이것을 해치우는 항체를 만드는 것을 돕고 있는 조력(助力) T세포(헬퍼 T 세포)에 달라붙어 이것을 전부 죽여 버립니다. 그 때문에 면역이 잘 되지 않아 환자는 세균과 곰팡이의 감염으로 몸 전체가 곰팡이로 뒤덮이게 되거나 합니다. 그리고 피부 등에 암이 많이 발생합니다. 이것은 면역기능이 완전할 때에는 새로 생긴 암세포를 림프구가 발견하여 이것을 죽여 버립니다만 면역기구가 불완전하면 암이 점점 발육해 버리기 때문입니다.

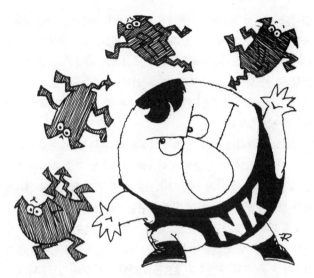

그림 22 NK세포는 상대를 가리지 않고 죽여 버린다!

1977년 버트로프 박사 등은 『란세트』라는 잡지에 다음과 같은 파이어니어적 연구를 보고했습니다. 배우자를 잃은 사람들의 림프구를 6주째쯤 검사를 하자, 여러 가지 자극에 대한 반응성을 저하시키고 있는 것입니다. 그리고 슈라이퍼 박사 등은 유방암의 말기에 있는 부인을 가진 15명의 남편들의 림프구를 조사했습니다. 그러자 부인의 사망 후 1~2개월에 그들의 림프구의 여러 가지 자극에 대한 반응성은 현저하게 저하해 있는 것을 알 수 있었습니다.

이런 연구에 언제나 사용되는 것은 의학부의 학생입니다. 키콜트 그레이저 박사 등은 의학부 1년생의 최종시험 때를 택하여 다음과 같은 조사를 하였습니다. 시험 1개월 전, 시험 중, 시험 후를 조사하자 시험 중은 NK세포의 세포상해능력이 확실히 떨어져 있었습니다. 여기서 NK세포라는 것은 natural killer(자연살해) 세포의 약자로 이 종류의 세포는 상대를 가리지 않고, 죽여 버리는 무서운 (우리들에게는 고마운) 림프구입니다. 그리고 각각의 학생에게 자기의 고독도와 스트레스도를 체크시켜서 점수화하자 고독의 정도가 많은 사람, 스트레스도가 높은 사람은 확실하게 NK세포의 활성도가 낮았습니다.

그리고 그레이저 박사 등은 정신병은 아니나 신경증으로 입원해 있는 환자의 고독도, 인생에 있어서의 스트레스, 오줌 속의 부신피질 호르몬(코르티손)의 레벨, NK세포의 활성도, 림프구의 자극에 대한 반응성 등을 조사하여 상호 상관관계를 조사하여 보았습니다. 그것에 의하면 고독도가 높은 사람은 역시 NK세포의 활성도가 낮다는 것을 알 수 있었습니다. 그리고 그들의 림프구는 반응성이 저하하여 오줌 속의 부신피질 호르몬의 레벨이 상승해 있었습니다.

이와 같은 일은 동물을 통해서도 연구되고 있습니다. 라운덴스라거 박사 등은 원숭이의 어미와 새끼를 이용했습니다. 생후 14일째에 어미와 새끼를 떼어놓으면 어미도 새끼도 림프구의 반응성이 극도로 저하되었습니다. 그런데 그후 양자를 재회시켜 함께 살게 하자 림프구의 반응성은 원상태로 되돌아간 것입니다. 원숭이의 부모 자식간에도 이별은 몸을 아프게 할 정도로 슬픈 일인 것입니다.

앞에서 서술한 바와 같이 정신적으로 스트레스를 받으면 무엇이 면역계를 변화시키는가 하는 것입니다만, 많은 것을 생각할 수 있습니다. 우선 세리에에 의하여 제창된 시상하부(視床下部)——하수체(下垂體)——부신피질계(副腎皮質系)의 관여입니다. 일반적으로 정신적 스트레스는 대뇌피질에 의하여 인식되고 이것은 시상하부에 전해집니다. 그리고 시상하부에서 나오는 호르몬에 의하여 하수체에서 부신피질자극 호르몬(ACTH)을 나오게 합니다. 그 위에

이 ACTH가, 부신피질에 부신피질 호르몬을 방출시킨다는 3단계
의 시스템으로 되어 있습니다.

이렇게 하여 스트레스의 결과, 방출되는 부신피질 호르몬의 하나
인 코르티손은 면역계를 항진(亢進)시키지 않고 억제하고 있다는
것이 최근 밝혀졌습니다. 즉 코르티손은 우리들의 몸이 과도의 면
역반응에 의하여 손상되는 것을 억제하고 있다고 생각할 수 있게
된 것입니다. 그 이외에도 아드레날린과 노르아드레날린 등도 면역
반응과 면역세포의 손(喰) 반응을 억제하고 있다는 것이 알려져 있
습니다. 즉 스트레스로 면역이 저하하는 것도 방위반응의 하나였던
것입니다. 또 뇌 속의 마약으로서 유명한 베타 엔도르핀과 엔케퍼
린도 면역계에 관여하고 있다고 되어 있습니다.

최근 정신에 의한 병에 대한 저항성의 변화를 물질 차원에서 연
구하려는 움직임이 활발해졌습니다. 그중 특히 주목되고 있는 것은
인터류킨의 중추신경계에 있어서의 작용입니다. 인터류킨은 말초의
면역반응에 관여하는 물질입니다만 이것이 뇌 속으로 들어가고 또
뇌 속에서도 만들어지고 있는 것을 알았습니다. 인터류킨-1(IL-1)
이라는 물질은 면역반응 때에 마크로 파지[대손(大喰)세포라고 부
르고, 이 물질을 먹어 버리는 능력이 있는 세포]에서 만들어져 면
역반응을 촉진하는 역할을 하고 있는 것이 알려져 있습니다만 재
미있는 것이 IL-1은 뇌 속의 혈관 주위에 많이 있는 성상세포(星
狀細胞)라고 하는 세포에서 만들어진다는 것을 알았습니다. 뇌 속
에는 IL-1과 결합하는 수용체(리셉터)가 많이 있습니다. 그리고
시상하부에는 IL-1을 가진(어쩌면 신경전달에 IL-1을 쓸지도 모
른다) 신경섬유가 많이 있다는 것도 알았습니다.

한편 IL-1은 수면을 유발하는 물질 및 발열을 일으키는 물질로
서도 알려져 있습니다. 또 동물과 인간을 잠자지 않게 해 놓으면

뇌 척수액 중에 IL-1의 양이 많아진다는 것도 알고 있습니다. 그러면 IL-1은 뇌 속으로 들어갈까요. 최근의 연구에 의하면 뇌실이라 하여 뇌 속에 있는 방과 같은 곳의 주위에 있는 종판(終板)이라는 곳을 통해 뇌 속으로 들어가는 것을 알았습니다. 이것은 성상(星狀)세포를 자극하여 그 위에 IL-1과 프로스타글란딘 E라는 것을 내보냅니다. 프로스타글란딘 E는 그 위에 뇌 속의 IL-1과 반응하고, 이것이 신경섬유를 이용하여 시상하부를 자극한다고 되어 있습니다. 이상의 일에 의하여 감염증상이 있을 때에 열이 나거나 잠이 오거나 몸에 여러 가지 반응이 나오는 이유를 알 수 있다고 생각합니다.

또 유전의 연구에서도 여러 가지로 알 수 있었습니다. 우리들 몸의 세포구조 속에서 자기와 타인을 구별하는 것은 HLA(주요조직적합항원)입니다만 최근 염색체 위에 있는 HLA의 유전자가 우울증의 유전자와 관계가 있다는 것을 알았습니다. 또 나스루 박사 등은 82명의 정신병 환자를 조사했습니다만 아토피성 질환은 우울증의 48명 중 16명에게 있었고, 정신분열증의 경우는 34명 중 2명이었습니다. 즉 우울증의 사람은 면역이상의 경향이 있다고 하는 것입니다.

그리고 신경섬유의 말초 면역장기로의 명령구조도 알아냈습니다. 면역세포를 만드는 흉선도, 비장도, (억제성의) 교감신경섬유의 명령을 받고 있습니다. 또 흉선은 뇌와 척추로부터 직접 신경을 받고 있습니다. 시상하부의 전부(前部)〔시상전야(視床前野)〕를 파괴하면 흉선이 작아지고 해마(海馬)의 일부를 파괴하면 비장의 림프구 등이 늘어나는 것이 알려져 있습니다. 이것들은 신경과 면역조직과의 관계를 나타내는 것에 지나지 않습니다만 뇌 속의 변화가 호르몬에 의해서가 아니라, 신경을 통하여 직접 말초의 면역에 영향을 주는 것을 나타내고 있습니다.

◆ 명상과 암의 치유

지금까지 정신상태와 면역반응과의 관계를 보았습니다. 그러면 정신상태가 면역계에 끼어들어 암의 치유를 가져온 것과 같은 사례는 없습니까? 1978년 10월 21일호의 『오스트레일리아 의학잡지(Med. J. Australia)』에 흥미로운 보기가 실려 있습니다.

그 전에 골육종(骨肉腫)에 대해 쓰겠습니다. 일반적으로 동물에 발암물질을 투여하여 만든 암과 종양 바이러스를 감염시켜서 만든 암은 개체(숙주)에 항원을 만듭니다. 그러나 자연발생암의 경우는 항체를 만들 수 없는 경우가 많습니다. 즉 항원이라는 면에서 보면 정상세포와 별다를 바가 없습니다. 한편 인간의 암도 대개의 경우 암세포에 대한 항체를 발견할 수 없습니다. 암에 특유의 항원을 발견하여 이것에 대한 면역반응을 증강시켜 암을 치료하려는 실험은 대개의 경우 성공을 하지 못했습니다. 악성 골육종도 대개의 경우 개체는 항체를 만들지 않습니다.

그럼 앞에서 말한 논문입니다만 저자는 오스트레일리아 멜버른의 엔스리 미아즈 박사로 논문제목은 「깊은 명상에 의한 골육종 전이의 축소」라는 것으로, 이야기는 다음과 같은 것입니다.

《25세의 환자는 2년 반 전에 골육종으로 대퇴부(大腿部)에서 발을 절단하고 있었다. 그의 흉부에는 갈비뼈(=늑골), 흉골에서 2cm 정도의 뼈의 융기가 보였고, 장골(腸骨)에도 돌기가 나와 있었다. 또 그는 언제나 기침을 하고 소량의 피가 섞인 가래를 뱉고 있었다. 또 그의 이야기에 의하면 가래 속에 뼈의 작은 조각이 들어가

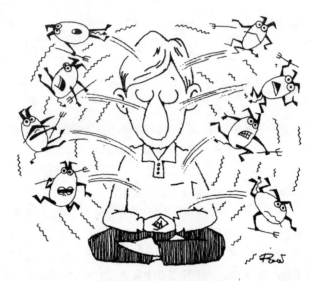

그림 23 명상이 면역력을 높였다?

있다는 것이었다. 그의 폐의 X선 사진은 하얀 그림자[転移像]가
한 면에 있고 전에 다니던 의사는 물론 2에서 3주간밖에 살 수 없
다고 선언했다. 그는 매우 강하게 살려는 의지를 가지고 보통의 치
료 외에도 모든 치료를 해보려고 했다. 침, 마사지, 필리핀의 민간
신앙요법, 인도직계의 요가 등이었다. 그는 방사선요법과 화학요법
을 조금받았지만 계속할 것을 거부했다.

그는 독일인 의사 맥스 가슨이 시작한 식이요법을 계속했다. 그
러나 그 밖에 그는 하루에 2에서 3시간의 명상을 계속했다.

그의 암의 치유에는 두 가지의 중요한 요인이 있는 것같이 생각
된다. 하나는 현재 그의 부인이 되어 있는 여성의 이상하다고 할
정도의 헌신이었다. 그녀는 그가 무엇을 느끼고 있는지에 대하여

제2장 병에 관해서 *81*

매우 민감했다. 또 마사지를 몇 시간이나 해주고 그의 명상을 돕고 있었다.

또 하나 중요한 것은 그의 정신상태라고 생각된다. 그의 주위에는 내가 누구에게서도 느낀 적이 없었던 '침정(沈靜)'이라고나 할까, 차분한 분위기였다. 나는 동양의 정신주의자와 약간의 교제가 있었지만 그들에게도 찾아볼 수 없는 '조용한' 공기가 그의 주위를 감돌고 있었다.

"도대체 당신의 암의 축소에 무엇이 기여했다고 생각하느냐"라고 물었을 때 그의 답은 다음과 같았다. "그것은 내 생명 그 자체입니다. 즉 자기의 생명을 어떻게 감득(感得)하느냐 하는 것입니다."

그가 불안이라든지 걱정하는 마음을 가지고 있지 않다는 것은 잠깐 만난 사람이라도 금방 느끼고, 나에게 그렇게 말했다. 나는 이것이 그의 면역계를 높여 암의 축소를 가져왔다고 생각한다.

(덧붙임 : 이 논문을 쓴 후 의사는 그에게서 암이 없어졌다라고 선언했다)

　　엔스리 미아즈 의학박사

　　99 스프링거리, 멜버른, 오스트레일리아》

이 보고에서는 X선 사진과 흉부사진이 부착되어 있습니다. 1976년 10월 19일의 X선 사진에서는 폐에 하얀 전이의 그림자가 있고, 1978년 1월 1일의 사진은 아주 깨끗한 폐의 형상을 나타냈습니다. 한편 흉부는 피하에 작은 화산이라도 집어 넣은 것 같은 융기가 보였는데도 1978년의 피부사진은 아주 깨끗해져 있습니다.

◆ 감도는 분위기

명상상태와 암의 축소에서 언급했습니다만, 몸 주위에서 감도는
분위기란 무엇이겠습니까? 이 대답을 위해 처음으로 아라카네 덴
린 노사를 방문했을 때의 일입니다. 노사는 무엇인가 쓰고 계셨습
니다만 우리들을 보시자, "조금 기다려 주십시오. 이것을 마무리하
고 나서 그리로 가겠습니다."하고 말씀하셨습니다.

그때 노사의 앉아계시는 모습의 주위에는 확실하게 '침정(沈靜,
calm)'이라고도 말할 수 있는 조용하고 차분한 분위기가 감돌고
있었습니다. 그러나 이와 같은 일은 노사처럼 선의 온오(蘊奧)를
깊이 체득한 사람에게만 나타나는 것은 아닌 것 같습니다. 전에 원
각사 관장이셨던 아사히나 소겐(朝比奈宗源) 노사도 『불광록제창
(佛光錄提唱)』[불광록은 원각사의 개산인 불광국사의 어록(語錄)
입니다]에서 다음과 같이 말하고 계십니다.

《이것은 3, 4년 참선하고 있는 사람이었는데, 정말로 정직하게
좌선한다. 그랬더니 회사의 동료들이 그가 말없이 가만히 있자 주
위가 차분해져서 무엇인가 묘한 것을 얻는다라고 말하기 시작했다
고 하는 것이다. 말없이 가만히 있어도 좋고 말을 하여도 좋다는
심경을 얻는 것은 대단한 것이다. 그것이 정직하게 좌선하고 있는
그 사람의 주위를 감돌고 있다. 그것은 나도 인정한다. 나쁘진 않구
나, 이것은.》

그런데 이와 같은 마음의 상태와 외부에의 영향을 과학적으로
해명하는 것은 매우 어려운 일입니다. 그러나 무엇인가 단서가 될
만한 것은 없겠습니까. 데라야마탄주(寺山旦中)라는 후타마쓰카쿠
샤(二松學舍) 대학의 서도 선생님이 선승 등의 서(書)를 전자현미
경으로 확대했습니다. 그 결과 기력을 단련한 사람의 글자는 먹물

제2장 병에 관해서 83

의 입자가 규칙적으로 정렬해 있다는 것을 알았습니다. 또 오모라 소겐(大森曹玄) 노사 자신이 『서(書)와 선(禪)』이라는 책 속에서 이와 같은 사진을 실었습니다. 이것에 의하면 두 사람에게 같은 먹물로 같은 종이 위에 글자를 쓰게 하여도 조금 단련한 사람의 글자의 전자현미경을 이용한 확대상은 깨끗하게 배열한 먹물의 입자를 나타내고 있습니다. 한편 이러한 수업을 하지 않은 사람의 글자의 입자는 불균일하고 흐트러져 있습니다.

이와 같이 생각하면 어쩌면 마음이 통일된 사람이 내쉬는 숨은 공기의 원자가 조화롭게 배열되어 있는 것이 아닌가 하는 공상을 하고 싶어집니다.

그래서 이것과 뇌의 작용을 무리하게 연결시키면 앞에서 쓴 3개의 뇌의 이야기가 된다고 생각합니다.

우리들이 사건에 부딪치면, 3개의 뇌는 따로따로 반응합니다. 보기를 들면 예전에 알았던 사람과 만나거나 하면 옛일을 기억해 내어 증오심을 가지거나 식은땀이 나오거나 반항적인 언동을 하거나 합니다. 그러나 일반적으로는 새로운 피질이 이성에 의하여, 이와 같은 오래된 뇌의 자유분방한 반응을 억제합니다.

그런데 자주 말하는 왼쪽 뇌의 논리성이 너무 강하면 이론만 내세우는 융통성이 없는 사람이라는 인상을 줍니다.

한편 '도마뱀의 뇌'가 무턱대고 강하게 반응하는 사람은 냉혈의 느낌을 줄 것입니다. 또 변연계가 너무 작용하면 마구 공포심과 분노에 치를 떨거나 지나치게 정서적으로 되어 버리거나 합니다. 이와 같이 되지 않기 위하여 마음의 균형을 맞출 필요가 있는 것입니다.

그러면 균형을 이루려면 어떻게 하면 좋겠습니까? 이것은 보기를 들면 '도마뱀의 뇌'가 너무 활동을 심하게 할 때에 확실하게 그

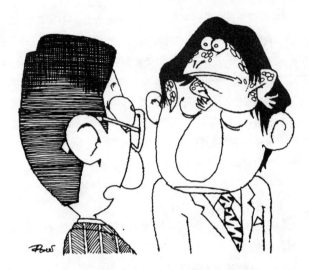

그림 24 '도마뱀의 뇌'가 강한 사람은 냉혈한 느낌

위에 적당하게 이것을 제어하지 않으면 안된다는 것입니다. 그런데
마음에 혼란이 있어 자신이 없으면 이 제어가 잘되지 않을 것이라
고 생각됩니다.

나는 15년쯤 전에 몹시 자신 상실에 빠졌습니다. 그때의 일은
『병은 마음으로부터의 과학』에 자세하게 써 있으므로 여기에서는
쓰지 않겠습니다. 그러나 나의 몸에서 발산하는 분위기가 나쁘다는
것은 대수롭지 않은 인간관계의 장소에서 느낄 수 있었습니다. 즉
파티에 함께 간 여자친구와 같은 사람까지도 내옆에서 멀어지고
싶어하는 것입니다.

나는 필사적으로 살 길을 찾아 밝게 생각하는 것, 마음의 조화를
발견하는 것에 마음을 썼습니다. 최근 내 책이 많이 팔렸기 때문에

텔레비전 출연을 부탁받았습니다. 그때 대담 상대였던 여성 아나운서가 녹화 후 "선생님 쪽에서 기분좋은 바람이 계속 불어오고 있는 것 같았습니다"라고 말했습니다.

대수롭지 않은 나와의 접촉도 피하고 있었던, 자신이 없었던 나날을 생각하며 감개무량했습니다. 나는 마음의 조화가 자기에게도 주위에게도 큰 영향을 끼친다는 것을 믿어 의심하지 않습니다.

제3장 인과에 관해서

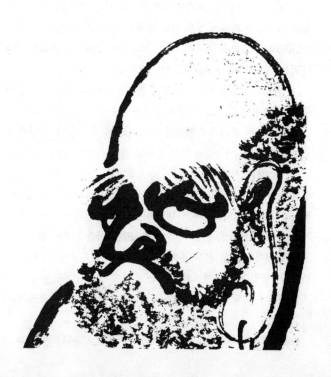

◆ 인과는 있는가

다카다　지금 노사가 선인선과(善人善果)라고 하는 것은 방편이랄까? 그런 것이라고 말씀하겠습니다만, 선종(禪宗) 가운데에서도 '인과를 속이지 않는다'라고 하는 것은 대단히 중요한 것이며 어떤 깨달음을 얻었다 하여도 인과에서 도망갈 수 없는 것이라고 우리들은 이해하고 있습니다.

그것을 생각하면 크게 말하자면 마음이라는 것도 인과 속에 들어간다……. 우리들의 작은 마음으로 나쁜 일을 하면 나쁜 결과가 나온다. 그래서 나쁜 일이라면 고민하는 것처럼 해석됩니다만, 우리들의 마음과 인과라는 것은 전혀 관계가 없는 것인지요.

아라카네　그것은 관계가 있습니다. '인과(因果)를 속이지 않는다'라는 것은 「무문관(無門關)」의 제2칙에 나옵니다.

《백장(百丈) 화상 밑에서 모두가 참선할 때에 한 노인이 항상 대중과 같이 불법을 듣고 있었다. 대중이 물러가면 노인도 물러갔다. 갑자기 하루는 물러가지 않았다. 그러자 스승이 물었다. 눈앞에 서 있는 사람은 누구인가? 노인이 말하길 저는 사람이 아닙니다. 과거 가섭불(迦葉佛)시대에 이 산에서 살았습니다. 그때에 학인(學人, 수행자)이 저에게 물었습니다. 대수행저(大修行底)의 사람은 인과에 떨어집니까, 아닙니까? 제가 대답하여 말하길 인과에 떨어지지 않는다고 하여 오백생 동안 여우의 몸으로 떨어졌습니다. 청컨대 스승의 일전어(一轉語)로 여우의 몸을 벗어나게 해주십시오라고 말하며 곧 물었다. 대수행저의 사람은 인과에 떨어집니까, 아닙니까? 스승 대답하여 말했다. 불매인과(不昧因果), 즉 인과에 어둡지 않다라고.》

마쓰에(松江)의 영주로 마쓰다이라 후마이(松平不昧) 공(公)이라고 부르는 분이 있었는데 이 이름은 이 영주가 이 공안을 투과한 후 후마이(不昧)라는 거사호(居士號)를 받았기 때문이라고 전해지고 있습니다.

앞에서 말했습니다만 마음의 본체라는 것은 어떤 것에도 규제되지 않습니다. 그러나 일상생활에 있어서 아무리 좌선을 하여 깨달음을 얻었다 하여도 밥 안 먹으면 배가 고픕니다. 너무 많이 먹으면 소화불량이 됩니다. 일상생활과 마음의 본체라는 것은 또 문제가 다릅니다. 이것은 백장(百丈) 화상의 훌륭한 가르침입니다.

때때로 선승 가운데에는 '선천마(禪天魔)'라고 부를 정도로 나는 깨달았으니까 무엇을 해도 좋다는 식으로 방약무인한 녀석이 있습니다. 이것은 틀립니다. 수행해서 깨달았으면 그 만큼 더욱 계율을 지키지 않으면 안됩니다. 계율에게 가장 으뜸 가는 것은 "자신의 뜻대로 해도 어긋남이 없다" 이것이 계율의 으뜸 가는 것입니다.

그리고 무의식 중에 하면서 법에도 아무것에도 접촉되지 않습니다. '십중금계(十重禁戒)'라는지, '삼취정계(三聚淨戒)'라든지, '무상심수계(無相心受戒)' 등이 있습니다만 무의식적으로 하고 있어도 그것이 조금도 법에 어긋나지 않습니다.

계율, 계율하며 이렇게 하면 안된다, 이렇게 하면 안된다, 이렇게 하면 안된다. 그것에 마음이 걸리게 되지요. 걸린 시점에서 이미 집착하고 있는 것입니다.

나라의 법률에서도 현(縣)이나 시, 읍, 면의 조례(条例)에서도 그렇겠지요. 이렇게 하면 안된다. 그러니까 이번에는 뒷길을 찾는 것이고, 정치헌금은 100만 엔 이상은 신고하지 않으면 안된다. 그러면 정치단체를 몇 개나 만들어서 수천만 엔이라는 돈을 따로따로 나누어서 받는다. 법률이라든지 그런 것은 빠져 나갈 길을 인간은 금세 생각하지요. 그것은 안된다 해서, 마음——그것은 마음의 본체가 아닌 마음——을 규제한다고나 할까, 일상생활을 해나가기 위한 마음을 규제한다. 그 때문에 인연인과(因緣因果)라는 것이 있다.

인연인과란 일상생활을 해나가기 위한 마음가짐인데, 마음의 본체라는 것과는 다른 것으로서 마음의 본체, 즉 법신(法身)이라는 것은 그러한 것에 걸리지 않으며 그것을 뛰어넘고 있다.

그러나 때때로 선을 했다고 하여 죽을 때 방실방실 웃으며 "그럼 안녕"이라고 하는 녀석은 한 사람도 없습니다. 괴로울 때는 괴롭습니다. 선은 속임수도 아니고 선을 했다고 해서 닌자(忍者 : 둔갑술을 쓰는 사람)도 아니고 선인(仙人)도 아닙니다. 그리고 일상생활을 해나가기 위해서 생기는 인연인과, 즉 인간은 아무리 수행을 하여도 이 인과의 법칙에서는 도망칠 수 없습니다.

내가 두번째 중이 된 것도 사미승 때에 그런 일을 한 덕분이지요. 그러나 이것은 그 때문에 누가 나를 중으로 만든 것이 아니라 나 자신이 솔선해서 스스로 된 것입니다. 그래서 인과에 사로잡혀 있는 것 같으면서 실제로는 그것에 사로잡혀 있지 않습니다. 스승이 죽고 나서 "미안합니다"라고 어물어물 넘겨 버리면 되었을지도 모릅니다. 그러나 스스로 그것을 인생의 전기로 하여 전진해 왔습니다…….

다카다 다음으로 선승인 분이 쓴 것을 읽어 보면, 보기를 들어 젊었을 때 나쁜 일을 했을 경우에는 만년은 별로 좋지 않다는 식으로 말씀하고 계십니다. 좋고 나쁨은 본래 없는 것이라는 것이 되면 이야기가 복잡해지기 때문에 좋고 나쁨이 없다라고 하는 것은 제외하고 이야기해 주셨으면 합니다만, 그렇게 하면 주위를 보고 있어도 비교적 인과의 법칙은 맞아들어가는 것이 많지 않나 하고 우리들도 생각하고 있습니다. 그래서 웬지 자기를 꽉 조인다는 것은 나쁜 일을 하면 결국 자기가 괴로워진다고 생각하기 때문입니다. 보기를 들면, 어느 시기에 나쁜 일을 해서 그 결과 나쁜 일이 일어나면 곤란하다고 생각한다는 것은 결국 자기가 괴로워하는 것이 싫기 때문입니다.

그럼 이번에는 보기를 들어 60세쯤에 나쁜 일을 한다면 어떻게 되겠는가 하면 내세가 있다고 합니다. 그렇다면 내가 젊었을 때에 나쁜짓을 하여 지금 괴로워한다는 것은 내가 괴로운 것입니다만 다른 사람이 괴로워하는 것이라면 조금도 곤란하지 않을 것입니다. 내가 지금 나쁜짓을 하여 내세에 S씨가 괴로워한다면 나는 조금도 곤란하지 않습니다만…… 나라는 것이 괴로워한다고 생각하기 때문에 역시 내세도 이상하게 되면 곤란하다고 생각하여 노력하게 되고, 또 내세를 생각하지 않으면 앞뒤 계산이 맞지 않는다고 생각하는 것입니다.

그렇게 하면 과거, 현재, 미래에 내가 나라는 것이 계속 같다는 식으로 생각하지 않으면 도리에 맞지 않습니다. 즉 괴롭다든지, 즐겁다든지 하는 것을 느끼는 '자기'는 과거에서 미래 영겁에 이르기까지 같지 않으면 도리에 맞지 않습니다. 그래서 자기라는 것은 어떤 것인지 좀 말씀해 주셨으면 합니다만.

아라카네 그것도 또한 선의 본 줄거리로 말하자면 자기라는 것은 작은 이 자기가 아닌 제팔뢰아식의 저쪽에 있는 마음의 본체, 그것이 본래의 자기입니다.

백은(白隱) 선사의 노래에 '어두운 밤에 울지 않는 까마귀 소리 들으면 태어나기 전의 아버지 그리워져'

아버지도 어머니도 태어나지 않은 그 전의 전의 전의 자기는 어떤 것인가? 이것은 역시 마음을 개발하기 위한 하나의 문제이지요.

그래서 자기라는 것, 본래의 자기라는 것은 임제(臨濟) 화상이

한 말에 "적육(赤肉) 단상(團上)에 일무위(一無位)의 진인(眞人)이 있다. 항상 너희들 제인(諸人)의 면문(面門)으로 출입한다"

자기의 몸에서 자기 마음의 본체가 들어왔다 나갔다, 들어왔다 나갔다 하고 있습니다. 그 무위의 진인, 그것이 본래의 자기라는 것으로 작은 의미의 자기라는 것과는 다릅니다. 앞에서도 말한 천지 우주와 같이 있습니다. 그 자기라는 것, 그것이 본래의 자기라는 것입니다.

다만 세속적으로 보았을 경우 석가모니 부처님께서 '선인선과, 악인악과(善人善果, 惡人惡果)'라는 것을 말씀하고 계십니다만 석가모니 부처님의 이른바 불도를 넓히려고 말씀하신 말 속에는 보기가 꽤 많이 들어가 있습니다.

석가모니 부처님이 니련선하(尼連禪河)의 부근에서 깨달음을 열었습니다.

《진기하구나, 진기하구나. 일체중생 모두가 여래(如來)의 지혜덕상(智慧德相)을 구유(具有)하고 있구나. 천하대지(川河大地), 초목국토(草木國土), 실개성불(悉皆成佛).》

이 몸도 마음도 천지 우주의 분신입니다. 천지 우주는 이 몸과 마음의 크나큰 곳입니다. 그것을 철저하게 체득하신 것입니다.

그러나 깨달음이라는 것은 이런 것이라고 처음에 열심히 모든 말을 동원하여 설교했습니다만 상대방이 이해를 하지 못했습니다.

이것은 처음부터 대학원 정도의 법리를 설교했기 때문에 이러면 안되겠다 싶어 『아함경(阿含經)』을 설명했습니다. 좋은 일을 하면 극락으로 간다. 나쁜 일을 하면 지옥으로 간다. 그런 비유(比喩)를 보기로 들어서 설명했습니다.

이것은 지옥 극락이라는 것보다도, 보기를 들면 아이들이 있지요. 그러면 열심히 공부하여 성적이 모두 수이면 "아빠가 놀이동산에 데려가 주겠다" 이것이 극락이지요. 공부도 하지 않고 게으름을 피우고 있으면 "주먹감이다"라고 합니다. 이것이 지옥이지요.

좋은 일을 한다. 나쁜 일을 하지 않는다. 이렇게 이끌기 위해서 비유를 사용했습니다. 자주 내세라는 것을 말합니다만 거기서도 비유입니다. 그래서 지옥과 극락이라는 것도 비유로 사용된 것입니다.

그것을 모두가 이해하게 되면 불도라는 것은 그런 것이 아니다 하여 다음으로 설법한 것이『방등경(方等經)』입니다.

그것을 모두가 알게 되면 이번에는『반야경(般若經)』을 설법했습니다. 반야라는 것은 지혜라는 것으로 그 지혜도 이렇게 하면 이것이 편리하다는, 이른바 의식의 움직임이 아닌 '근본지(根本知)'라 하여 마음의 본체에서 나오는 지혜입니다. 이것은 자비와 향상(向上) 이외에 없다라고 그 '근본지'를 설법했습니다.

그것을 모두가 알게 되면 다음에는『법화경(法華經)』을 설법하셨고, 그 뒤로 또『화엄경(華嚴經)』을 설법했습니다.

다시 한 번 빙글 돌려서 원래로 되돌아와 있습니다.

그래서 불전(佛典)에 나오는 것은 세상을 선도하기 위한 비유가 많습니다.

그러나 제일 중요한 것으로서 '시절(時節), 인연(因緣)'이라는 것을 석가모니 부처님은 몇 번이나 말씀하셨습니다. 그래서 "현재의 과(果)를 알고 싶다면 과거의 인(因)을 보라." 지금 자기가 불우하다. 그것은 예전에 의식하지 않고 한 일로서 이런 일을 했다, 저런 일을 했다. 미래를 알려고 하면 현재 자기가 힘쓰고 있는 일을 반성하라. 이것은 불도를 수행하는 자와 그리고 일상생활을 보람 있게 보내기 위한 중요한 마음가짐인 것입니다.

이런 알기 쉬운 백은(白隱) 선사의 노래(=시)도 있습니다. "불로된 차[火車] 만드는 목수는 없을지라도 자신이 만들어 자신이 타고 간다."

자기가 사람이 보지 않고 있다고 하여 무엇인가 하면 나중에 결과가 엄청난 일이 됩니다. 즉 몸을 조심하라는 가르침의 하나이기도 합니다.

우노(宇野) 전 총리가 그랬습니다. 그 녀석은 바보 같은 스캔들을 일으켜 놓고――. 잘도 그러면서 정상회의에 갔다고 생각합니다. 망신시키려고 간 것입니다. 그것도 앞뒤의 일을 생각하지 않은 결과입니다.

인간은 때때로 앞으로의 일을 생각하지 않습니다. 지금만 좋으면 된다고 합니다. 리쿠르트도 그렇지요. 정치불신도 끝까지 왔다고 하는 것이겠지요. 우리들에게 제일 중요한 것은 "일장(一丈)을 이론으로 깨우치는 것보다는 일척(一尺)을 행동에 옮겨라" 일장 허풍떨기보다는 일척실행하라. 즉 언행일치라는 것이 중요합니다.

우리들 선승, 아니 선승뿐 아니라 모두의 인생에 있어서 제일 중요한 일은 허풍 떠는 것보다는 실천하는 것입니다.

나는 텔레비전에 몹시 나와달라고 해서 나가기는 하지만 이쪽에서 선전한 적은 물론 있을 리 없습니다. 부탁받아서 나가는 것은 지금 암환자와 그 가족이 낙심하고 있거나 괴로워하고 있어서 이들이 제가 태연하게 일상생활을 하고 있는 것을 보고 이렇다 저렇다 말로 하지 않아도 알 수 있게, 즉 현실을 보여주기 위한 것입니다.

제일 중요한 것은 말하고 허풍을 떠는 것보다도 실천하는 것이 중요합니다. 그래서 나는 언제나 말하고 있지만 애써 암에 걸렸으니까 '살아 있는 검체(檢体)'입니다.

그래서 의료센터에서 첫번째 엠볼라이제이션(embolization)을 했을 때에 그것은 항암제를 많이 넣어서 열이 39도 5부, 2주일 계속되었고 통증이 격심했었지요. 우리 본산(本山)의 스님들이 병문안을 왔길래 "이제 됐으니까 가십시오"라고 말해 이들이 나가자 저는 이들이 병실을 나갔구나 생각했는데, 10분 정도 지나서 다시 들어와서는 "간호사들이 모두 곤란해 하기 때문에"라고 말하기에 "무엇을 곤란해 하고 있단 말인가. 나는 모범환자다", "아플 때에는 아프다고 말해 주지 않으면 곤란합니다. 괴로울 때에는 괴롭다고 말해 주지 않으면 곤란합니다"라고——.

"아플 때 아프다고 말하면 아픈 것이 멈추어 준다면 백 번이라도 말하겠다"라고 말했습니다. 아프다라든지 괴롭다는 것은 살아 있다는 증거입니다.

저는 8층의 병동에 입원해 있었습니다. 그랬더니 모두 특히 암환자 등이 보러 오는 것입니다. 그리고 저거 괴롭지 않을 수 없을텐데 하고.

그래서 혈관 조영(造影)을 했을 때에도 NHK가 찍어 달라고 하길래 "그러세요"라고 말했습니다.

그것을 할 때에 의사 선생님이 눈가리개를 해주지요. 처음부터 눈가리개를 하기 때문에——엠볼라이제이션을 여섯 번 했습니다——"스파이가 총살당하는 것처럼 눈가리개를 하는 것은 안된다. 모니터를 나에게도 보여라"라고 말하고는 이렇게 보고 있었습니다. 그랬더니 하고 있던 의사 선생님이 "잘도 이런 것을 보고 계시는군요" 하길래 "이런 것이라니 내 배가 아니냐" 하고 말했습니다.

괴롭지만 괴로울 때는 아주 괴로워해 버리는 것입니다.

이쪽은 앞에서도 말한 바와 같이 살아 있는 검체다.——라는 것은 암환자도 많이 입원해 있습니다. 그런 사람들이 불안해 하고 있지요. 그런 사람들에게 이쪽의 이상적인 자세를 보여 주면 자기들

도 힘을 내야지 하는 마음가짐을 일으켜 줍니다. 저는 스님은 인생
의 응원단이라고 생각하고 있습니다. 응원단이 기운 없이 초라해지
면 안되겠지요.

◆ 생각과 마음

선에서는 염력(念力)이라든지 기(氣)라든지 하는 것은 본래의 깨
달음과는 관계가 없는 것으로 이와 같은 것에 주위를 기울이는 것
을 제지하고 있는 것 같습니다. 이것은 아라카네 덴린 노사도 세키
보쿠오 노사도 말씀하시고 계십니다. 즉 이러한 것에 걸려 있으면
안됩니다. 이것은 본래의 마음과는 관계 없는 것이라고 말하고 있
다고 생각합니다. 그리고 선에서는 "정법(正法)에 불가사의는 없
다"라 하여 미신적인 것을 강하게 배제하기 때문에 생각과 마음의
장을 마련하는 것은 어떨까 하고 생각했습니다만 저 자신의 체험
도 포함해서 보기로서 좋다고 생각하여 쓸 것을 결정했습니다.

염(念)이라든지 기(氣)는 현재 일반 사람들에게는 매우 주목되고
있습니다만 이것은 과학의 대상이 되겠습니까?

저 자신은 체험을 통해 "좋은 생각(念)을 가지면 좋은 결과가 오
는 경우가 많다"라는 것을 믿고 있고, 기에 대해서도 자기에게서
나왔다고 생각되는 경우와 다른 사람의 것을 받았다고 생각되는
경우의 양쪽을 경험하고 있습니다. 그러나 이것들을 과학적으로 설
명할 수 있을까요? 우선 일반적으로 생각할 수 있는 방법으로서
어떤 사람이 주사위를 흔들어 던진 후 6이 나오는 것을 마음으로
부터 기원했다고 합시다. 만약 6만 번 흔들어 던지면 1만 번은 6이
되겠지만 1만 5000번 6이 나왔다고 한다면 어떻겠습니까? 또 이와

같은 일을 50명에게 하게 하여 통계를 낸다면 생각한 수가 6이고 6이 나오는 횟수가 의미있게 $\frac{1}{6}$ 이상이라는 것은 있을 수 있다고 생각합니다. 그러나 이것은 과학이 될 수 있을까요? 과학으로서 처리하기 위해서는 "왜 그렇게 됐는가?"하는 해석의 방법이 있어야 됩니다. 그러나 현재로서는 뇌에서 나오는 전자파가 주사위의 움직임을 빗나가게 할 정도로 크다는 연구결과는 나와 있지 않습니다. 물론 장래에 이와 같은 연구는 더욱 왕성해질 것이라 생각됩니다. 다만 이것이 '과학'으로서 취급되는 것은 먼 장래 아니면, 또 해명 불가능한 현상으로서 영원히 남는 것이 아닌가 생각됩니다.

그래서 이 장에서는 우선 흥미 깊은 사례를 보이겠습니다.

여러분, 의학에서는 독일어가 사용되고 있다고 생각하고 있는 것이 아닌가 생각됩니다. 전쟁 전에는 적어도 그랬습니다. 그러나 지금에는 미국의 의학이 활발해져 영어가 국제어로 되어 있기 때문에 공용어는 영어입니다. 그러면 전쟁 전 일본 의학의 주류를 독일 의학으로 만든 사람을 알고 있습니까? 이것은 1836년(덴보 7년)에 사가(佐賀)에 대대로 번의(藩醫)의 자식으로 태어난 사가라 도모야스(相良知安)에 의한 것입니다.

도모야스는 1858년(안세이 5년) 사가번의(佐賀藩醫) 학교에 들어가 유능했기 때문에 번(藩)에서 에도(江戶) 유학을 명령받아 사이토쇼추(佐藤尙中)의 준텐도(順川堂)에 들어갔습니다. 그리고 나가사키(長崎)에서 난학(蘭學 : 네덜란드어의 서적을 통해서 서양학술을 연구하려던 학문)을 배웠습니다. 그후 메이지(明治) 신정부와 관계하여 1869년(메이지 2년) 외무경(外務卿) 고메자와키카(米沢宣嘉)에게 「독일 의학 교사 고용에 관한 절차서」를 냈습니다. 제1조에 "독일국으로부터 초빙하는 학자는 5명으로 한다. 그중 1명은 약학 화학자, 4명은 일등교수인 의학자"로 되어 있습니다. 그 결과 1871년(메이지 4년) 독일에서 뮤레르, 호프만 두 박사가 일본에 왔습니다. 이 동안 도모야스는 학교 행정의 중요한 직책을 차지해 가게 되었습니다.

이때쯤 의과대학은 시타야 이즈미바시(下谷和泉橋)의 구토도(旧藤堂) 저택에 있었습니다. 도모야스는 여기서는 좁을 뿐만 아니라 환경이 공부하는 데 적합하지 않다 하여 대학의 이전을 생각하고 있었습니다. 그때의 대학별당(大學別当, 대학에 관계하는 공무원의 직책명칭)은 에치젠(越前)의 마쓰다히라 슌고쿠(松平春嶽)로서 도모야스를 예전부터 알고 있었던 사람이었습니다. 그의 후원에 의해 대학 동교(東校)의 부지는 우에노(上野)에 있는 산 주위가 되었습니다. 도모야스는 불인지(不忍池)를 메꾸어 병원을 짓고 산 위에 의학의 각 교실이 줄지어 늘어서는 방안을 생각하고 있었습니다.

그러나 한쪽으로 옛날부터의 황국의도(皇國醫道)를 지키려는 사람들과 후쿠자와 유키치(福沢諭吉)와 같이 이제부터는 미국에 의하지 않으면 안된다고 하는 사람들이 있어 점차로 도모야스에게 압력이 가해졌습니다. 1871년 11월에, 현재로 말하자면 대학총장과 문부성(文部省) 학술국장을 겸한 것 같은 직책(文部大丞, 大學總理)에 있었던 도모야스는 고등법원으로 갑자기 소환되었습니다. 그리고 1872년 1월부터 단 한 번의 취조도 없이 세월이 흘렀습니다.

본인이 몰래 살며시 물어보았더니 공비남용(公費濫用)이라고도, 육군에 물품을 납품하는 사람과 밀약하여 사리(私利)를 얻었다고도, 반역의 계획이 있다라고 말하고 있다고도 알려 주었습니다.

1873년(메이지 6년) 도모야스가 38세 때 혐의가 풀려 무사히 출옥했습니다. 그러나 이미 공직도 없고 시바신메이초(芝神明町)에서 부인 사다와 조용히 살고 있었습니다.

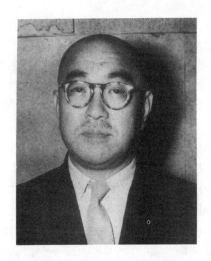

그림 25 시보자와 히로시(子母沢寛)

1899년(메이지 32년) 갑자기 병상에 있는 도모야스에게 군의총감(軍醫總監)인 이시구로 다다노리(石黑忠惠)가 와서 훈 5등 서보장(瑞宝章)을 내려주시겠다고 말했습니다. 이것에 관해서는 이시구로(石里)가 이와 같은 인물을 이와 같이 대접하는 것은 천자(天子)의 성명(聖明)을 받드는 것이다라고 그 당시의 궁상(宮相) 다나카(田中光顯)을 설득하여 의학계 장로(長老)의 조인(調印)을 얻어 1년이나 운동을 했기 때문입니다.

도모야스의 출옥 후, 그를 방문한 예전부터 알고 있었던 사람들은 겨우 4명으로 후쿠시마 다네오(副島種臣), 이시구로 다다노리, 고토 신베이(後藤新平), 호쿠리 시바사부로(北里柴三郞)였습니다. 1906년(메이지 39년) 3월 13일, 도모야스는 71세로 돌아가셨습니다만 사망 후 황실로부터 제자료(祭粢料)를 받았습니다.

 1934년(쇼와 9년), 당시 도쿄대 의학부 교수였던 이리자와 다쓰키치(入沢達吉) 씨가 의원장이 되어 의학계에 기부를 부탁하여 1936년 12월 도쿄대 구내소아과 교실의 앞 정원에 약 6미터나 되는 대기념비가 세워졌습니다. 제막(除幕)은 그 당시의 마쓰다(松田) 문부대신, 제액(題額)은 이시구로 다다노리, 선문(選文)은 이리자와 박사가 담당했습니다.

 이것은 시보자와 히로시(子母沢寬) 씨의 「낙엽(落葉)」이라는 단편으로부터의 발췌입니다만 문제는 여기서부터인 것입니다.

 《필자가 사가라 선생전(先生傳)을 알리려고 한 해였다. 지난해 시바신호리바시(芝新堀端)의 일본의사 신지국의 사주 오시마 류이치(大島隆一) 씨를 찾아가 자료를 얻으려고 한 적이 있었다. 오시마 씨는 필자를 위하여 쌓여 있는 많은 자료 중에서 이것을 찾기 2시간 남짓, 마침내 황혼이 물들어가는 데도 아직 1편도 얻지 못하고 있었다. 곧 보람 없이 허탈하게 가려고 인사하고 있을 때, 창문도 열려 있지 않고 바람도 없는데 머리 위의 선반에서 갑자기 소책자 1권이 가볍게 미끌어 떨어져서 두 사람의 발 밑에서 작은 소리를 냈다. 문득 본즉 신기하기도 했다. 1924년(다이쇼 13년) 의해시보(醫海時報)의 발췌 인쇄로서 발행된, 선생님의 조그마한 어떤 소전(小傳)이었다. 오시마 씨가 흥분한 얼굴로 "영혼불멸(靈魂不滅)!" 이라고 계속 부르짖으며 "모습 없는 사가라 선생님의 영혼은 조금 전부터 우리들의 옆에서 이야기를 듣고 계셨던 것이군요."라고 말했다.

 필자도 그 기이함에 감동하며 약간의 선뜩함을 느꼈다. 오늘 그때의 신기함을 기억해 내서 다시 한 번 감탄하여 마지 않는다.》

 나는 지금 이 문장을 쓰는 것도 사가라 선생님의 영혼이 보고 있지나 않을까 하여 엄숙해지지 않을 수가 없습니다.

1964~1965년(쇼와 39~40년), 나는 게이오 대학(慶應大學) 부속의 중등부라는 곳의 보건 선생을 하고 있었습니다. 당시 대학원 학생이었던 나는 1주일에 한번씩 수요일에 시나노초(信濃町)의 의학부에서 버스로 미타(三田)의 중등부에 강의하러 다녔습니다. 반은 5반으로 나누어져 있어 아침에 4시간 가르치고, 오후에 1반을 가르쳤습니다. 내 아내가 중등부 출신으로 당시 이케다 야사부로 (池田彌三郞)라든지, 아쿠타가와 야쓰시(芥川也寸志)라는 사람이 강사를 하고 있었고 정말 재미있는 것은 조금 무책임한 이야기(전쟁의 체험담 등)들을 하고 있어서 나도 매주 잡담으로 시종하였습니다.

1965년(쇼와 40년), 2학기 기말시험 때의 일입니다. 나는 '몸 속의 내분비선이 존재하는 위치를 그림으로 나타내어라.'라는 문제를 냈습니다. 시험 종료 후 보건실에서 채점을 하고, 마침 B반 중간까지 했을 때 어느 학생(A군)의 해답용지가 눈에 들어왔습니다. 의외로 잘하여 나는 90점 정도 채점했다고 생각합니다. 그런데 그로부터 10명 정도 채점하고 있었을 때 옆에 있던 보건부가 웃으면서 "선생님은 1학기에 죽은 아이를 채점했습니다." 하는 것이 아니겠습니까? 나는 곧 A군을 기억해 내어 "그것은 A군이지요."라고 말했습니다. "그래요." 하길래 "농담이 아닙니다. 지금 채점했습니다." 하고는 답안을 다시 보았습니다만 채점해 놓았던 답안이 없습니다. "이상한데, 확실히 보았습니다."라고 말하고는 교사수첩을 보니 틀림없이 A군은 1학기도, 2학기도 채점되어 있었습니다.

이 이야기는 다른 선생님들에게 전해져 1주일 1회 의학부에서 보건을 강의하러 오는 선생님은 무책임하여도 할 수 없다는 식으로 받아들여졌습니다. 이야기를 듣자니 A군은 1학기 도중에 1주일 정도 병을 앓고는 죽었다는 것이었습니다. 죽기 직전 '학교에 가고

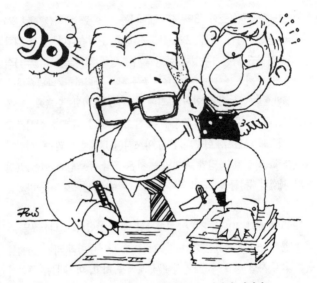

그림 26 나는 죽은 학생을 채점하고 있었던 것이다!

싶다'고 계속 말하고 있었다고 합니다. 나는 생각했습니다. 그는 자기를 잊어버리는 것을 원하지 않았지만, 다른 선생님들은 모두 그가 죽었다는 것을 알고 있기 때문에 나에게 '나타난' 것이다. 그래서 자기를 기억해 달라고 말하고 있는 것이라고.

한편 나는 이와 같은 일이 보기에 따라서 전혀 나의 환각(幻覺)이라고 생각되는 것에도 흥미를 가졌습니다. 영혼의 움직임과 같은 이 같은 일을 믿지 않는 사람에게는 전혀 환각이라든지, 내가 무책임하다는 비난을 피하기 위해서 조작을 했다고 해석하는 것도 당연하다고 생각했습니다. 즉 보기에 따라서는 불가사의한 일이 아니라 개인의 받아들이는 방도가 되어 버린다는 점에 흥미를 가졌습니다.

그런데 이런 종류의 일은 외국에서도 무수히 보고되고 있습니다. 마크 트웨인은 캐나다를 여행하여 몬트리올에 갔을 때 그를 위한 축하회가 열렸습니다. 그때 팬들은 줄을 지어서 그와 악수를 했습니다. 그는 그 줄의 맨끝에 그가 젊었을 때의 친구 R을 보았기에 빨리 만나고 싶다고 생각하고 있었습니다만, 실제로는 그 줄의 끝에 그녀가 없었던 것입니다. 그가 별실에 들어가자 R은 그 방에 있었고 "자기는 홀에 들어가지 못하고 직접 여기로 왔다. 여기서 당신과 만나고 싶다고 생각했다"라고 말했습니다.

그런데 텔레파시와 같은 것을 실험방법으로서 확립한 것은 알레르기의 연구로 1913년에 노벨상을 탄 프랑스의 생리학자 샤를 리셰(1850~1935)입니다.

리셰는 개인적으로도 신기한 체험을 하고 있습니다만, 그의 체험은 다음과 같은 것입니다.

《1907년경, 유명한 신경병리학자인 샤르코의 부인과 같이 있는 꿈을 꾸었다. 자기는 샤르코 부인과 한 번도 만난 적이 없었다. 샤르코 부인은 굉장한 스피드로 차를 몰기 때문에 자기는 교통사고라도 일으키지나 않을지 조마조마했다. 그런데 그 꿈은 우편배달부의 목소리로 중단되었다. 이 우편을 손에 집어들었을 때 자기는 자기의 꿈과 이 편지 사이에 무엇인가 관계가 있는 것이 틀림없다고 생각했다. 편지의 발신인인 친구는 샤르코 박사의 유아(遺兒)인 쟝 샤르코를 위해 추천장을 써주었으면 좋겠다는 것이었다. 자기는 쟝 샤르코를 만난 적이 없었다. 또 이 편지에 의하면 2, 3주일 후에 쟝 샤르코가 자기가 당시 체류하고 있었던 아조레스 제도에 요트로 온다고 하는 것이다.》

한편 일반 사람들에게 초심리학에 관하여 대대적으로 보도된 것은 1959년의 미국 원자력 잠수함 노틸러스호에서의 다음과 같은

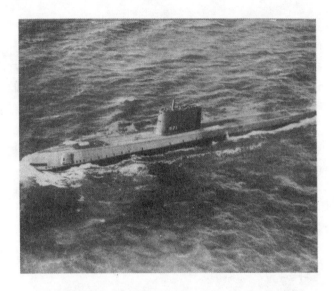

그림 27 세계 최초의 원자력 잠수함 노틸러스호. 1954년, 첫항해.

실험기사에 의합니다.

노틸러스호는 실험자 A를 태우고 16일간 대서양의 해저에 잠수해 있었습니다. 실험의 다른 한 명의 참가자 B는 육지에 있었고 하루에 2번 엄격하게 정해진 시간에 원형, 사각형 등 5종류의 도형 카드의 1장을 사고암시(思考暗示)의 방법으로 노틸러스호에 있는 A에게 보냈습니다. 이 5종류의 카드는 특별한 장치로 잘 뒤섞여져 그 장치가 일정한 시간간격으로 그 중에 1장을 밖으로 내던지는 것처럼 되어 있었습니다.

그래서 A는 이 신호를 감지하려고 그 결과를 종이에 써서 기록했습니다. 실험은 완전한 감시하에서 16일간에 걸쳐서 행해졌습니다. 그 결과 우연히 맞추는 확률은 $\frac{1}{5}$ 의 20퍼센트인데, 적중률은

70퍼센트라고 보고되었습니다.

그런데 이 뉴스가 구 소련에 전해지자 군사적인 가치가 인정되어 레닌그라드에 이와 같은 현상을 주로 연구하는 원격현상연구소가 만들어지게 되었다 하니 재미있지 않습니까? 이 연구소의 와시리에프 박사의 연구 하나를 소개합니다.

1956~57년에 그는 쌍둥이 형제의 1명을 사고(思考)의 발송인, 1명을 수신자로 하여 5종류의 다른 카드 각각 5장으로 된 25장 1조의 카드를 가지고 연구했습니다.

즉 25장을 봉투에 넣고 이것을 1명에게 보이고, 이 카드의 종류를 다른 1명에게 맞추게 하는 것입니다. 이것을 1만 5000번 시험했습니다만 확률상은 $\frac{1}{5}$인 5장을 맞추면 되는 것입니다. 그러나 모든 조에서 평균하여 9장이 맞았습니다. 더욱이 25장 전부 일치한 것이 2번, 24장이 4번, 20~19장이 놀랍게도 40번이었습니다. 25장이 전부 일치할 확률은 5의 25승분의 1이므로 터무니 없이 낮은 수가 됩니다.

이상이 사례입니다만, 이 현상을 뇌파라든지 다른 전파에 의하여 설명하려고 하는 실험은 전부 실패로 끝났다고 말해도 좋을 것입니다. 그러면 불교에서는 생각[念]에 관해서는 어떻게 말하고 있습니까? 나는 원각사(円覺寺)의 관장을 지내셨던 아사히나 소겐(朝比奈宗源) 노사가 이 문제에 관하여 가장 명쾌한 해석을 하고 있다고 생각하기에 이것을 소개하겠습니다. 노사는 『불심(佛心)』이라는 책에서 다음과 같이 말씀하고 계십니다.

《불교에서는 어떻게 하면 나쁜 운명을 좋게 하느냐 하면 과거는 과거로서 현재에 최선을 다하며 재앙을 바꾸어 복으로 하기 위한 노력을 하자는 것입니다. 최선을 다한다는 것은 인간생활 그 자체라고도 할 수 있는 업(業), 즉 서로 생각하는 것, 말하는 것, 행하는

것의 일체를 좋게 하는 것입니다. 이 생각하는 것, 말하는 것, 행하
는 것의 세 가지를 불교에서는 마음[意]과 입[口]과 몸[身]의 삼업
(三業)이라고 말합니다만 이들 업이 자비(慈悲)에 의한 것이라면
선업(善業)이고 반대로 무자비에서 나오면 악업이라 말합니다. 자
비란 자애이며 동정심입니다. 남의 불행을 보고 아이고 불쌍해라
무엇인가 해주었으면 좋겠다 하고 마음속으로 생각하는 것만으로
도 이미 선업입니다. 그것이 다정한 말이 되어 위로해 주고 격려해
주는 것도 선업입니다. 사정에 따라서는 더욱더 나아가서 물건을
주거나 힘을 빌려 주어 그 슬픔과 괴로움을 구해 주는 그렇게 되면
선(善)의 완성입니다. 이것과 반대로 남을 시기하거나, 미워하거나,
저런 녀석은 어떻게 되면 좋겠다, 죽어 버렸으면 좋겠다 하는 식으
로 증오와 저주의 생각이 떠오르면 그것만으로 악업(惡業)이 됩니
다. 업을 좋게 하는 것이 왜 운명을 좋게 하는 것이 되는가 하면
좋은 원인이 좋은 믿는 자에게는 거의 자명(自明)의 진리이기 때문
입니다.》

그리고 행복, 불행의 문제에서는 이 세상에서 단 한 번도 선업
비슷한 것도 하지 않은 사람이 번영하고, 악업을 했다고는 생각할
수 없는 사람이 괴로워하는 보기도 있어 믿을 수 없다고 하는 주장
도 있습니다. 그러나 불교의 신심에서는 인간의 마음의 세계는 공
간적으로도 무한하며, 시간적으로도 무한합니다. 이 세상뿐 아니라
과거도 있고 미래도 있습니다.

달마(達磨) 대사도 이것을《사람은 생각지도 않은 재해(災害)를
당하면 눌려서 납작해지고 생각지도 않은 행운을 만나면 기뻐서
어쩔 줄을 모릅니다만 두 가지 모두 잘못된 것입니다. 행복을 만나
는 것은 행복을 만나는 업이 과거에 쌓여서, 보기를 들면 선업의
저금(貯金)이 모여서 언제든지 사용할 수 있게 되어 있는 것을 꺼

내서 쓴 것과 같고 그만큼 저금은 적어졌으니까 마냥 기뻐하지만
말고 서둘러서 다시 저금할 것을 다짐하지 않으면 안된다. 또 재난
을 당하는 것은 재난을 당할 만한 과거의 악업이 모이고 모여 있
다. 즉 빚이 많이 모인 것을 재촉받은 것이다. 언젠가는 받아가지
않으면 안되는 것을 재촉받은 것이니까? 그때는 괴롭지만 그것으
로 빚진 것이 없어졌다고 생각한다면 기뻐해도 좋다.》하는 의미의
가르침을 남기고 계십니다.

일본 사람에 비해 중국 사람은 이러한 신심의 파악이 지극히 구
체적이며 절실한 것같이 생각됩니다. 근착불교(近着佛敎)의 전도서
에 이러한 것이 나와 있습니다.《부모에게 효도하는 아이를 가지는
것은 전세에 부모에게 은혜를 받은 사람이 은혜를 갚으러 온 것이
다. 부모에게 불효하는 아이를 가지는 것은 전세에 부모에게 원한
을 받은 자가 원한을 갚으러 온 것이다. 반대로 부모의 재산을 다
써버려 부모를 빈고(貧苦)로 걱정하게 하는 것은 전세에 꾸어 준
것이 있는 사람이 거두어 가려고 온 것이다.》라며 그 보기를 많이
늘어 놓았습니다.

우리들은 누구나 행복해지고 싶다고 생각합니다. 불교에서는《모
든 것은 전세(前世)에 결정되어 있다.》라고 하는 숙명설을 강하게
배제합니다. 그리고 우리들의 운명은 인(因)과 과(果)의 뒤섞여 얽
힌 새끼의 결과 생긴 도형(圖形)과 같은 것이지만 이것도 하나의
인에 하나의 과가 옭아맨 것처럼 대응해 있는 것이 아니고 우리들
의 마음가짐으로 인이 가져오는 과를 좋은 방향으로 향하게 하여
행복으로 가도록 할 수 있게 되어 있는 것입니다. 이것은 나중에
나올 세키 보쿠오 노사에게도 여쭈어 본 대로입니다. 노사는 "자기
의 마음으로 인과를 선택할 수 있다"라고 말씀하고 계십니다.

그러므로 우리들은 정확한 지식을 가지고 자비에 넘치는 마음으

로 인과를 선택하고 혹시 현재가 불행하다면 조금이라도 행복해지
도록 재앙을 바꾸어서 복이 되도록 노력해야 한다고 생각합니다.
나 자신의 보잘 것 없는 경험으로도 '마음이 변하면 운명도 변한
다'라는 것은 실감할 수 있을 정도의 진실이라고 생각하고 있습니
다.

신불(神佛)에 기대어 기적을 실현시켜 달라고 생각하는 것은 인
정(人情)이고 자비를 가지고 밝게 생각하는 것 등은 일견 힘 없이
처진 생각일지도 모릅니다. 나도 이전에는 그렇게 생각했습니다. 그
러나 "마음이 변하면 기적이 일어난다"라고 고(故) 후지 히다시
(藤井日達) 달사(達師, 日本山妙法寺, 大僧伽山主)도 말씀하고 계셨
을 정도로 마음의 변화는 인생에 큰 영향을 가져오는 것입니다.

◆ 인과와 교육

부모와 자식의 관계와 인과에 관해서 서술할 때에는 꼭 '부모의
인과가 자식에게 과보'라는 말이 떠오를 것으로 생각합니다. 정말
이것은 부모가 나쁜 일을 하면 그 사회적 제재를 위하여 자식의 인
생도 잘 되어 가지 않게 된다라고 해석되고 있습니다만 아마도 종
교적으로는 좀더 깊은 의미를 가진다고 생각하고 있습니다. 즉 부
모의 부도덕이 자식에게 좋은 운세를 가져오지 않는다. 다시 말해
서 자식의 인생에 갑자기 불행이 닥쳐 올 수 있다고 하는 의미도
있다고 생각합니다. 그러나 여기서는 역시 직접적인 인과관계라는
의미에서 부모의 애정이라든지 교육이 자식의 성격발육에 미치는
영향에 대하여 서술하고자 생각합니다.

장 자크 루소는 그의 저서 『에밀』의 서문에서 다음과 같이 서술

하고 있습니다.《신은 모든 사람을 선(善)으로서 만드셨다. 사람은 거기에 손을 대어 악으로 만들어 버린다.》

루소는 사람이라는 것은 본래 고귀하고 순진한 것이다. 사람이 나빠지는 것은 사회, 특히 그 불공평에 의한 것이다. 그 결과, 사람은 서로 대립하고, 싸우고, 서로 죽이는 것이다라고 논하고 있습니다. 이 생각은 18세기 낭만주의의 기초가 되어 프랑스 혁명으로 사람들을 몰고 간 사상이기도 합니다.

루소는 교육에 대하여 "교육이란 아이들의 본래의 선을 육성하고 사회의 악에서 아이들을 격리하는 것이다"라고 말하고 있습니다. 그리고 그는 "교육은 아이의 성격에 맞게 해 나가야 하며, 사회의 목적에 맞게 해 나가서는 안된다"라고도 말하고 있습니다.

그러나 제2차 대전과 그 후의 인간성의 결여를 나타내는 다수의 잔인한 사건을 앞에 놓고, 이미 루소와 같이 생각하는 사람은 그리 많지 않습니다. 현재 와서는 가장 루소에게 가까운 생각을 하는 사람이라도 "사람은 본래 순진하다고는 말할 수 없을지도 모른다. 거기에 더욱 선이라든지 고귀함에 대한 지향을 가지는 것이다"라는 식의 생각으로 되어 있습니다.

지금까지는 대부분의 유럽과 미국의 교육자들은 많은 사회문제, 알코올 중독증, 폭력, 상식의 결여를 학교와 가정에 있어서의 교육, 특히 도덕교육의 결여에 의한 것이라고 생각하고 있는 것 같습니다. 이 문제에 관하여 큰 공헌을 한 사람은 스위스의 심리학자 장 피아제입니다.

피아제는 우선 사람의 인식발달에 대하여 네 단계로 나눴습니다.

첫째 단계는 2세까지고, 직접 외계를 감각적으로 받아들이는 시기입니다.

둘째 단계는 2세에서 7세까지고, 말을 사용하는 시기입니다. 이

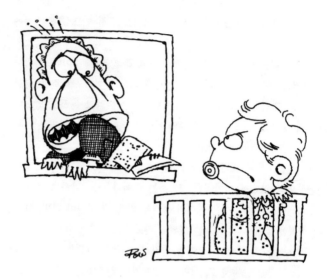

그림 28 아이들은 2세 때 선악을 안다!

시기의 특징은 자기 중심적이며 눈앞의 일밖에 생각할 수 없다는 것입니다.

셋째 단계는 7세에서 12세까지고 논리를 이용하는 것을 배웁니다. 그러나 이 논리도 추상적인 것이 아니라 구체적인 것에 대한 것입니다.

넷째 단계는 12세에서 성인까지고 논리도 추상적인 사고가 될 수 있는 때입니다. 피아제는 아이들이 갖는 도덕관이 어른의 도덕관의 불완전형이 아니라 아이들은 아이들대로의 도덕관을 갖고 있다는 것을 알아냈습니다.

아이들의 생각에는 하나의 특징이 있다고 했습니다. 하나는 타율적으로, 보기를 들면 물건을 파괴한다는 것은 절대적으로 나쁜 것이라고 생각합니다. 다른 하나는 선악을 권위자(權威者, 대개의 경우는 부모)로부터 처벌받느냐 어떠하냐에 따라서 결정하고 있습니다. 그러나 조금 더 나이를 먹고 친구들과 놀게 되면 생각은 좀더 유연해지고 남의 입장에서 생각할 수 있게 되는 것을 나타냈습니다.

그 결과 피아제는 교육에 관해서 두 가지의 결론에 도달했습니다. 우선 아이들이 도덕적으로 성장하려면 도덕적인 이유를 붙일 수 있을 시기에 교육하는 것입니다. 그리고 이것이 가능한 것은 아이들이 사물을 타인의 입장에서도 생각할 수 있게 되기 때문입니다. 둘째로 아이들이라는 것은 가만히 놔두면 도덕적으로 성장해 나가는 것이 아니라 권위(부모, 자식의 관계와 같은)와 평등(친구관계)에 의거한 사회적 관계가 가치관의 발달에 빼놓을 수 없는 것이라고 말하고 있습니다.

아이들의 선악의 판단의 발달에 대하여 미국의 카간 박사는 다음과 같이 말하고 있습니다. 아이들은 이미 두 살 때 선악의 판단을 할 수 있다고 말하고 있습니다. 이것은 어떤 사항에 대한 찬성, 반대를 말할 수 있다는 것이 아니라, 보기를 들면 파괴된 유리를 보면 불안한 느낌을 나타내고 남이 고난을 당하고 있으면 걱정스러워하며 자기 자신이 아무것도 할 수 없다고 분노를 나타내는 등의 것입니다. 그러나 이것이 도덕관으로 되려면 사회와의 접촉이 필요하며, 그것이 아이들의 추론과 논리를 성장시키고 타인을 생각하는 동정심의 감정을 키우는 것으로 되어 있습니다.

이것에는 가정과 학교에 있어서의 정확한 의미의 권위(교화)와 애정이 필요하다는 것을 쉽게 이해할 수 있다고 생각합니다. 문제는 '애정과 발육'에서 서술한 바와 같이 부모 자신이 아이 때에 사랑을 받으며 키워지지 않은 사람은 본인이 부모가 되어서 아이를

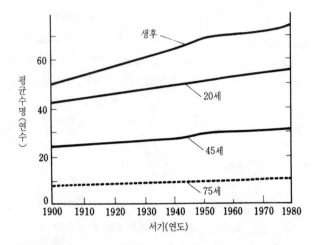

그림 29 미국에 있어서의 평균수명의 변화. 45세 이상의 사람은 특히 수명이 눈에 띄게 길어지지 않은 것에 주목. 75세 이상의 사람의 수명은 1900년이나 1980년이나 거의 변화하고 있지 않다. (James F. Fries, New Engl. J. Med. 303 ; 130, 1980에서)

바르게 교육할 수 없다는 것도 잘 알려진 사실입니다.

이 일을 생각하면 좋은 아이가 성장한다는 것은 확실히 부모의 인과의 결과라는 것도 납득할 수 있다고 생각합니다.

◆ 노화와 수명

인간의 수명은 최근 들어 점점 늘어나고 있습니다. 일본에서는 예부터 '인생 50년'이라 부르고 있으며, 유명한 노래로 노부나가 (信長)가 즐겨 불렀던 「아쓰모리(敦盛)」에서도 '인생 50년, 하늘

아래를 비교하여 보면 꿈이나 환상처럼 된다'라고 읊고 있습니다. 고대 로마에서도 평균 수명은 기껏해야 20~30세였습니다.

그런데 인간은 도대체 어느 정도까지 살 수 있다고 결정되어 있는 것입니까? 인간의 장수기록에는 여러 가지가 있습니다만, 다수는 출생기록이 확실하지 않은 경우가 많아 신용할 수 없습니다. 또 지역적으로도 장수지역이라 부르는 곳이 있습니다. 코카시아 지방이라든지, 에콰도르의 한 지방 등입니다. 일반적으로 문명국에서는 1만 명에 1명 정도의 사람이 100세 이상 산다고 되어 있습니다. 가장 확실한 자료에 의한 장수는 일본에서 얼마 전에 세상을 떠난 이즈미다케치요(泉竹千代) 씨의 114세입니다. 그림 29에 미국에 있어서의 수치를 나타냈습니다만, 1900년보다도 지금이 평균수명이 길지 않은 것은 주로 출생시와 출생 직후의 죽음이 적어졌기 때문이라는 것을 알 수 있습니다. 또 각각의 연령의 사람의 수명연장에서 추측하면 2045년에는 평균수명이 85세로 된다고 합니다(그림 30).

그런데 노화(老化)를 체내시계(體內時計)의 이상(異常)으로 보며, 인간의 수명이 이 체내시계로 결정되어 있다고 하는 사람들도 있습니다. 체내시계라고 하는 것은, 보기를 들면 밤에 잠을 자거나 오후 체온이 높아지는 등을 결정하고 있는 몸의 리듬을 조절하는 기구로 지금 많은 연구자들이 연구를 하고 있는 분야입니다.

루마니아의 빅우레스크는 체내 리듬의 흐트러짐이 병을 일으켜 수명을 짧게 한다고 하고 있습니다. 빗텐트릭 등의 연구에 의하면 초파리의 체내시계를 흐트러뜨리기 위하여 하루종일 조명을 켜놓거나 또 하루가 24시간보다 짧게 되도록 보기를 들면 조명을 12시간, 어두울 때를 10시간으로 하여 발육시켰습니다. 그러자 수명은 급격하게 짧아졌습니다.

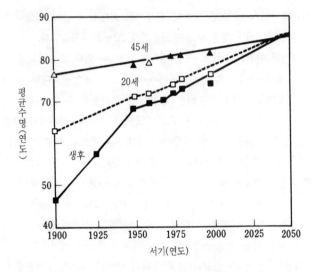

그림 30 장래의 이론적 평균수명. 1950년대로부터 지금까지의 수명의 연장에서 추계한다. 생후, 20세부터, 45세부터의 남은 연월이 일치하는 것은 2045년이고, 수명은 85세로 된다(문헌은 그림 29와 같음).

한편 사망의 원인으로서 암과 심장병이 없어져도 자연히 죽을 수가 있다고 합니다. 스탠퍼드 대학의 프리즈 박사는 1980년에 『*New England J. of Medicine*』에 자연사(自然死)에 대하여 쓰고 있습니다. 85세 이상으로 죽은 사람을 병리해부하면 30퍼센트의 사람은 특별한 사인을 찾을 수 없다는 것입니다.

수명에 대해서는 몸 전체가 아닌 개개의 세포에 한계가 있다고 하는 사람들도 있습니다. 이것에 대해서는 토코프리아(Tokoph-rya)라고 하는 아메바의 '친척'의 연구가 중대한 발전을 가져다 주었습니다. 1940년대에 당시 폴란드에 있던 마리아 루진스카는 아

메바의 동류로 원충이라고 부르는 토코프리아(Tokophrya)라고
하는 단세포 생물에 흥미를 가지고 있었습니다. 그후 미국의 록펠
러 대학으로 옮긴 루진스카는 어느날 대학 구내의 연못물을 한 방
울 떠서 현미경으로 관찰하다가, 이 세포가 이상한 증식을 하는 것
을 발견한 것입니다. 즉 마치 출산이라도 하는 것처럼 '새끼'를 만
드는 것입니다. 먼저 구형의 덩어리가 토코프리아의 세포내에 생겨
점차 커지며, 그러면서 세포막을 뚫고 밖으로 나오면 헤엄쳐 가버
리는 것입니다. 한편 어미 세포는 잠시 동안 납짝해져 있습니다만,
잠시 후 점차로 크기를 회복하여 또 '출산'을 개시하는 것입니다.

그런데 이 Tokophrya라고 하는 이름 자체가 '출산의 샘'이라는
그리스어인 것입니다. 오늘날에도 산부인과는 Tokologie(독일어)
라고 말합니다만, Toko는 '낳다'라는 것입니다.

그래서 록펠러의 연구자는 어미만을 꺼내어 이것을 배양액 속에
서 키우면 매일 출산합니다만 5일쯤 되면 출산을 그만둡니다. 즉
노화한 것입니다. 보통의 아메바는 분열을 하여 2개로 되고 또 각
각 2개로 되면서 늘어납니다. 그런데 토코프리아는 틀립니다. 점점
쇠약해지면서 결국 세포내에 노폐물이 가득 차 죽어 버립니다.

루진스카는 이와 같이 노화한 토코프리아를 전자현미경으로 관
찰했습니다. 그러자 세포막이 거칠게 되어 있는 것을 알 수 있었습
니다. 또 대사의 이상도 알았습니다. 그 중에서 특히 흥미진진한 발
견은 토코프리아의 대사를 빠르게 하면 빨리 노화에 도달한다는
것입니다. 보기를 들면 토코프리아의 배양액 온도를 조금 높여 주
어 대사를 빠르게 하면 보통의 경우 반 정도에서 죽음에 도달합니
다. 또 과도의 영양을 주면 토코프리아의 용적은 커지지만 이것으
로도 오래 살지 않습니다. 또 형태적으로는 노화한 토코프리아의
세포에 색소과립이 출현하여 미토콘드리아라고 하는, 에너지를 생

산하는 기관의 수가 극단적으로 적어집니다.

이것은 한 개의 어미 세포에서 볼 수 있는 변화입니다만, 혹시 이 세포를 배양하여 전체의 증식을 조사하면 어떻게 될까요. 대개 2, 3년의 배양으로 50세대 정도의 자손이 태어납니다만, 결국 전부 사멸해 버립니다.

그러나 이것이 실제로 일어나면 지금까지 토코프리아는 전멸해 있을 것입니다. 왜 지금까지도 생존해 있는 것일까요. 그것은 연못 속에서는 하나의 계통의 토코프리아가 다른 계통의 토코프리아와 접합하여 유전자를 교환하고, 이것에 의하여 다시 젊어지기 때문이라고 합니다. 즉 교배입니다. 이와 같이 된 세포를 꺼내서 배양하면 일단 노화하려던 세포는 다시 '출산'합니다.

현재 노화는 큰 문제인데 이 수수께기에 많은 연구자들이 도전하고 있습니다. 보기를 들면 젊은 토코프리아의 유전자와 노화한 토코프리아의 유전자에 차이가 있는지 어떤지 등의 연구도 왕성하게 행해지고 있습니다.

그러나 노화의 문제는 진화와도 밀접하게 관계하고 있다고 생각합니다. 만일 하나의 종류가 불멸이라면 진화는 없습니다. 생태계가 존속하기 위해서는 하나의 개체는 일정한 연수(年數)에서 소멸하는 것이 필수이고, 그렇기 때문에 생물은 번식하고 지구상에서 계속 생존해 가는 것인지도 모릅니다. 이렇게 되면 노화하여 죽는다는 것은 우리들이 살아 있다는 것을 뒤집어서 말한 것이라고 생각됩니다.

그럼 마지막으로 수명과 유전의 이야기를 하겠습니다. 캘리포니아 대학의 릿시 잘비 박사는 60세 이상의 쌍둥이 2000쌍의 수명을 조사했습니다. 그리고 일란성 쌍둥이의 경우는 이란성 쌍둥이에 비하여 수명의 차이가 아주 적은 것을 지적했습니다. 그러나 이것으로 인해 절망적으로 될 필요는 없습니다. 『병은 마음으로부터의 과학』에서도 서술한 바와 같이 건강하게 오래 살려면 마음가짐이 큰 영향력을 가지고 있습니다. '자기의 일에 만족하며 지역사회, 가정에 공헌하여 존경받는 인생을 보내는 것'이야말로 가장 행복하고 건강한 노후를 약속하는 것이라고 말하고 있습니다. 그러므로 주어진 수명이 몇 년 남아 있건 항상 충실감, 행복감을 가지고 살아나가는 것이 제일 중요한 것이라고 생각합니다.

그렇다고는 하지만 이것은 젊은 독자에게는 직감적으로 얼른 느껴지지 않는 이야기일지도 모릅니다. 그러나 세월은 마치 화살과 같습니다. 어느새인가 '아아, 저 사람도 죽었구나……' 하고 가깝게 지내던 분들의 죽음이 계속되는 연대(年代)가 되는 것입니다. 사람의 수명은 반드시 끝납니다. 죽음이 있기에 삶이 있는 것이다라고도 말할 수 있겠지요. 그러므로 '삶'을 정말로 알기 위해서는 '죽음'에 대해 깊이 생각해 볼 필요가 있다고 말해도 좋을 것입니다.

제 4 장 삶과 죽음

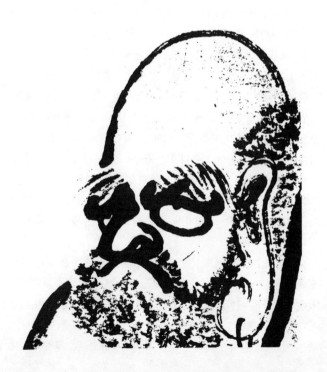

◆ 지수화풍 분리하여 어디로 가나?

다카다 병(病)의 다음은 죽는다는 이야기입니다만, 나중에 이 책에서 설명하겠습니다만, 최근 외국의 물리학 쪽에서 물리학의 파동방정식이라는 것을 풀면 동물이라고 하는 것은 죽었다고 생각해도, 살아 있지도 않고 죽지도 않은 상태라고 하는 의론(議論)이 있습니다. 물론 이것은 외국의 동양사상이라고 쓰고 있는 사람도 결코 깨닫고 있는 것이 아니지만, 그것이 역시 선종(禪宗)의 삶이냐 죽음이냐 하는 것과 매우 비슷하다고 말하는 것이며, 또 동양사상과 물리학이 매우 비슷하다고 말하는 것이며, 앞서 말한 어중간하게 배운 사람들 중에 비교적 잘 알려져 있습니다.

죽지도 않았으며 살아 있지도 않다는 식으로 말을 했다고 저는 이해하고 있습니다만, 그것을 만약에 쉽게 말씀해 주신다면 도대체 어떤 것입니까? 『벽암록(碧巖錄)』 제55칙에 나오는 「도오생사(道吾生死)」라는 공안(公案)에 도오 스님이 상가집을 방문했을 때 도오 스님에게 제자가 관을 두드리며 "生입니까 死입니까?"라고 물었다는 이야기가 들어 있습니다만 관속에 있는 사람에 대해서 도대체 어떻게 된 것인지를 좀 설명할 수 없겠습니까?

아라카네 죽지도 않았고 살아 있지도 않다는 것은 거짓말입니다. 살아 있을 때에는 철저하게 살고, 죽을 때에는 열심히 죽는 것입니다.

도겐(道元)이 "삶을 확실히 하고 죽음을 확실히 하는 것은 불가일대사(佛家一大事) 인연이다"라고 말했습니다. '확실히 하다'라는 것은 중국류의 메이파쯔[沒法子, 방법이 없음]라고 하는 것이 아닙니다. 산다고 하는 것은 어떤 것인가를 확실하게 철견(徹見)하며, 죽는 것은 어떤 것인가 하는 것을 확실하게 보는 것, 그것이 일대사 인연이라는 것입니다.

살아 있기에 죽는 것입니다. 이 세상에 삶을 받았기에 죽음이 있
는 것입니다. 이것은 어떤 왕후귀족일지라도 피할 수 없습니다. 그
래서 살 때에는 살아가고 죽을 때에는 죽는 것 그뿐입니다. 살아
있는지 죽었는지 모른다고 쓴 중은 엉터리중입니다.

그런 말을 하는 녀석들이 꽤 있습니다. 작은 새를 손바닥 속에
넣고서 살아 있느냐 죽었느냐고 묻습니다. 살아 있다고 대답하면
꽉 쥐고 조여서 죽여 버리며, 죽었다고 대답하면 살아 있지 않느냐
하면서 놓아 줍니다. 그것은 단지 의론을 위한 의론으로 그런 의론
은 아무리 하여도 도움이 안됩니다.

산다는 것은 어떤 것인가, 죽는다는 것은 어떤 것인가, 나는 강연
에서도 텔레비전에서도 알기 쉽게 말하고 있습니다. 어려운 말을
쓰면 더욱 모르기 때문이지요. 죽을 때에는 끙끙 앓으면서 죽는다.
그것이 자연스러운 것이기 때문에. 비명을 지르며 죽든지 비명소리
를 내지 않고 죽든지 그것은 모릅니다.

그리고 살고 죽는 것을 다룬 공안으로 또 하나가 『무문관(無門
關)』 속에 있습니다. 「도솔삼관(兜率三關)」이라고 하는 것이.

"도솔의 열(悅) 화상이 삼관(3개의 관문)을 마련하여 학자(學
者)에게 물었다." 학자라는 것은 선생님과 같은 학자라는 의미가
아니라 수행자라고 하는 것입니다. 배우는 사람이라는 의미입니다.
"도솔의 열화상, 삼관을 마련하여 학자에게 물었다. 발초참현(撥草
參玄)은 단지 이것 견성(見性)을 도모한다. 즉금 대사의 본성 어느
곳에 있는가?"

선승이 아침 일찍부터 보리 죽을 먹고 두들겨 맞으면서 수행하
고 있는 것은 본래의 자기라는 것을 철견하기 위해서입니다. 너의
본심, 본성을 여기에 내놓아 보아라 하는 것이 제1문입니다.

제2문은 "자성을 식득(識得)하면 틀림없이 생사를 벗어난다" 본심, 본성이라는 것을 알면 살고 죽는 것을 관통해 버린다. "안광(眼光)이 떨어질 때, 자 어떤가 벗어났느냐" 네가 임종할 때에 어떻게 죽느냐 하는 것입니다. 재3문은 "생사를 탈득하면 곧 거처를 안다" 살고 죽는 것을 알아버리면 가는 곳을 알 수 있을 것입니다.

"사대(四大)분리하여 어느 곳을 향하여인가 사라집니다" 사대라는 것은 4개의 요소로 불도에서는 '지수화풍(地水火風)'이라고 합니다. 지는 살이라든지 뼈이고, 수는 혈액이라든지 수분이며, 화는 열이고, 풍은 행동하거나 생각하는 것입니다. 그러므로 중이 병에 걸리면 '사대부조(四大不調)' 때문이라고. 그래서 "사대분리하여 어느 곳을 향하여인가 사라진다"….

◆ 암 고지

암의 고지 문제는 오늘날 의학의 최대문제의 하나로 되어 있습니다. 우선 표 1을 보십시오. 암 고지로 인해 가장 고통스럽게 생각하는 것은 종교인이나 일반인을 막론하고 '죽음의 불안'입니다. 다음으로 '말기 암의 환자에게 있어서 무엇을 가장 희망하는가?'라는 물음에 대하여는 '남은 일을 열심히 하는 것'이 1위입니다만, 종교인 특히 기독교인은 '신앙, 내세에의 희망'이라고 대답하고 있습니다. 이러한 조사를 한 하라요시오(原義雄) 씨 등은 암 환자에게 될 수 있으면 암이라고 전해 주는 것이 좋다고 생각하고 있는 것 같습니다만, 그 이유로서 "이 사람들이 자기의 현실을 알고 남은 조금의 시간을 자기에게 의미있게 보내 주었으면 싶어서다"라고 말씀하고 계십니다.

표 1 암이라고 선고받을 때, 어떤 것이 가장 고통스러울까?

회답수	종교인 (62)	(기독교)	(유교)	일반인 (516)	전체 (1410)
죽음의 불안	80.6%	86.2	75.8	67.2%	75.0%(1위)
가족의 장래	45.2%	44.8	45.5	50.4%	51.5%(2위)
가족·친구들과의 이별	33.9%	31.0	36.4	36.8%	44.3%(3위)
여러 가지 고통	46.8%	34.5	57.6	38.6%	33.4%(4위)
일	16.1%	6.9	24.2	8.3%	13.9%(5위)
죄에 대한 가책	24.2%	37.9	12.1	2.9%	5.4%(6위)
기 타	1.6%	3.4	0	1.4%	1.6%(7위)

하라요시오, 지하라 아키라 지음
『호스피스케아』(메디컬프랜드사)에서 고쳐 씀.

그런데 나는 일반인이라도 '죽음'의 문제가 어느 정도 자기 나름대로 해결되지 않는 한 정말 행복이란 없는 것이 아닐까 생각합니다. 보기를 들면 정년이 되어 일이 없어지면 갑자기 허탈상태로 되고, 반대로 일을 계속 가지고 있는 사람은 생기가 넘친다고 말합니다. 이것은 대체로 일이 주는 사는 보람에 의한 것이라고 생각할 수 있습니다만 어떻습니까?

앞장에서도 썼습니다만, 사람은 누구나 죽습니다만, 죽는 시기를 모르기 때문에 행복할 수 있는 것입니다. 만약 100세까지 살게 해주겠다고 하느님께서 약속해 주셔도 100세의 생일날 죽는다고 하면 60세쯤 죽을지도 모른다고 생각하는 사람보다 행복할까요?

즉 암을 비교적 무서워하고 있는 것은, 사형집행일이 결정되어 있는 것 같은 구석이 있다고 사람들이 생각하고 있기 때문인 것입니다.

그래서 다시 한 번 정년의 이야기로 되돌아오면, 정년은 하루 지

표 2 말기 암 환자들은 무엇을 가장 바라는가?

회답수	종교인 (62)	(기독교)	(유교)	일반인 (516)	전체 (1410)
남은 일을 열심히 하는 것	69.4%	65.5	72.7	64.3%	69.6%(1위)
가족, 친구의 격려	74.2%	86.2	63.7	59.1%	68.3%(2위)
의사, 간호사의 도움	71.0%	75.9	66.7	55.0%	57.2%(3위)
할 수 있는 한의 치료를 받는 것	48.4%	48.3	48.5	50.6%	41.4%(4위)
신앙, 내세에의 희망	85.5%	93.1	78.8	26.9%	34.9%(5위)
가족, 제자에 대하여 생각한다	14.5%	6.9	21.2	8.7%	10.8%(6위)
자기가 해온 일들을 돌이켜 본다	12.9%	6.9	18.2	8.9%	9.3%(7위)
과거의 즐거웠던 일들을 회상한다	12.9%	10.3	15.2	7.2%	7.4%(8위)
기타	1.6%	0	3.0	2.3%	2.4%(9위)

하라요시오, 지하라 아키라 지음
『호스피스케어』(메디컬프랜드사)에서 고쳐 씀.

나면 하루 사형집행에 가까워진다고 마음속에서 느끼고 있는 것입니다. 일이 있으면 마음을 빼앗깁니다. 그러나 진짜 의미로는 사형의 계단을 한 발씩 올라간다는 기분은 떨굴 수 없을 것이라고 생각합니다. 이것이 허탈감의 원인이 아닐까요.

그러면 우선 이 책에도 되풀이해서 등장한 아라카네 덴린, 세키보쿠오 노사의 스승인 세키 세이세쓰(峨翁) 노사의 최후에 대하여 서술한 문장을 소개합니다.

우선 오모리 소겐(大森曺玄) 노사가 『가오 노사 유훈(峨翁老師遺薰)』에 써 놓은 문장입니다.

《1945년(쇼와 20년) 9월 중순경, 금후의 방침(方針)을 얻기 위해서 대단한 곤란을 무릅쓰고 교토로 노한(老漢)을 방문했다.

그러나 노한은 중태로 면회사절이었다. 할 수 없이 무엇인가 병문안의 표시를 남기고, 무거운 발을 끌면서 터벅터벅 돌아가려고 했다. 송약사(松若寺)의 앞까지 오자, 은시(隱侍)가 뒤쫓아와서 "도쿄의 오모리(大森) 씨입니까? 그러시면 노사가 꼭 만나뵙고 싶다고 하십니다"라고 말했다. 되돌아가자, 노사는 마루 위에 일어나 앉으시어 작은 책상에 기대는 것처럼 양 팔꿈치를 붙이고 내가 들어오는 것을 기다리고 계셨다.

내 얼굴을 보자 곧 세계는 금후 어떻게 되는가, 일본은 어떻게 해야 하는가, …… 등등을 잇따라 질문하셨다.

그런 일을 알 정도라면 살인열차를 타고서까지 교토에 올 필요는 없었다. 그것을 모르기 때문에 일부러 물어보려고 온 것이었다. 그러나 스승의 점검에 대하여 '모릅니다'로 넘어갈 일이 아니기에 나는 입실(入室, 스승이 제자의 수행을 점검하는 행위)한 것 같은 기분으로 순간적인 생각이긴 했지만 진심으로 필사적으로 응답했다.

그러자 노사는 손을 쳐서 시자(侍者)를 불러 몇 번인가 다시 내오게 한 끝에 제일 고급이라는 올드퍼를 가져오게 하고 시자가 보통 유리컵을 내오자 그것도 금잔으로 바꾸게 했다.

그리고 나를 옆으로 가까이 오라 하여 불편한 몸으로 몸소 그 금잔에 소중히 따로 간직해 두었던 위스키를 가득 부어 주셨다. 내가 단숨에 들이키고 잔을 드리자 "나는 이런 몸이라 못마시니 혼자서

미안하지만 한 잔 더!" 하고 2, 3잔 계속해서 따라 주셨다.

그리고 노사는 정색을 하시고는 "나는 이렇게 생각한다" 하시며 일본과 세계의 장래에 대하여 누누이 말씀하시고 마지막으로 이렇게 말씀하셨다.

"…… 일본이 재기하기 위해서는 지금부터 반년 동안에 전국민에게 진짜 정신을 불어 넣을 필요가 있다. 내가 건강하면 그것을 하고 싶은데, 너는 국사(國士)다. 지금은 한가하게 좌선을 하고 있을 때가 아니다. 꼭 나 대신 해주게. 나도 그 동안에 나아질 것이니, 나아지면 너와 함께 하겠다. 그때까지 부탁이니 해주고 있게!" 이렇게 말씀하시며 노사는 나의 손을 꽉 잡으셨다. 나의 대답은 말로 되지 않고 뜨거운 감격의 눈물을 뚝뚝 떨어뜨리며 그냥 끄덕일 뿐이었다.》

다음은 세키 보쿠오 노사가 『기나긴 마음』 속에 쓴 것입니다.

《병명은 폐암이라는 진단으로 어떻게 할 수도 없다. 병은 나날이 악화해 갈 뿐. 1945년 9월 중순경 처음으로 가슴을 쓰다듬으며 "이 부근 어떻게 안될까?"라고 말했다. 주치의는 매우 곤란해 하며 "현대 의학으로는 어떻게 할 수가 없습니다"라고 하자, "그런가"라고 한마디한 것뿐. 나중에 나를 불러 유게[遺偈, 사세(辭世)의 시]를 입으로 말할테니까 네가 써라 그리고 의사에게는 볼 일이 없으니 사절하라고 말했다. 베갯머리에 물을 놓았다. 이미 바짝 말라 일어날 힘은 없다. 거기다 폐암은 괴로운 병이지만 그것에도 잘 견디어, 아프다 괴롭다는 한마디도 말하지 않았다.

9월 25일, 천화(遷化) 일주일 전이 되자 "유게를 쓸 테니까 먹을 갈아라" 하며 마루 위에 일어나려고 하지만 일어날 수가 없다. 안아서 일으켰지만 잡은 붓도 떨어뜨린다. 그래도 기력을 쥐어짜내어 사세의 시를 쓰고, 그리고 특기인 조사상(祖師像)을 2장 그렸지

만 끝내 마무리하지 못했다. 그것은 내가 표장(表裝)하여 비장하고
있다. 별 변화 없이 혼수상태가 계속되고, 생명이 다한 것 같은 느
낌이 있었다. 드디어 9월 30일이 되었다. 개산(開山)의 명일(命日)
이다. 일산(一山)의 대중이 법당에 모여 오전 8시에 신호인 홍종
(洪鍾)이 울려 퍼졌다. "오늘은 개산기(開山忌)구나"라고 선사는
미미하게 중얼거렸다. 나는 필사적으로 "오늘 돌아가시면 훗날 경
을 읽는데 참말로 사정이 좋습니다"라고 말하자, 빈사(瀕死)의 환
자라고는 할 수 없는 실로 상쾌한 미소를 지었다. 나는 머리맡에
앉아서 잠자지 않고 10월 1일에 이르렀다. 예부터 선문(禪門)의
관습에 따라서 달의 1일, 15일에는 축성(祝聖)이라 하여 폐하의 성
수만안(聖壽万安)을 기도하고 일산의 대중이 홍종을 신호로 법당
에 모인다. 그 종성의 일격을 듣자 또 다시 선사는 "오늘은 축성이
구나"라고 미미하게 중얼거렸다. 내가 분위기에 맞추어서 "오늘이
라도 괜찮습니다"라고 말하자, 선사는 "그렇게도 안될 걸세"라고
하며 쓴웃음을 지었다.

10월 2일 아침, 임종이 가까워졌다. 제자들은 평소 선승의 임종
의 마음가짐을 듣고 있었기 때문에 간호하는 사람이라 할지라도
여인은 일체 멀리하고 나와 야마다 무몬(山田無文)이 선사의 호흡
에 맞추어

　　　중생무변서원도(衆生無邊誓願度)
　　　번뇌무진서원단(煩惱無盡誓願斷)
　　　법문무량서원학(法門無量誓願學)
　　　불도무상서원성(佛道無上誓願成)

이라고 시홍서원을 3번 읊고, 마지막 1구 끝에 스승의 호흡에 맞추
어서 방울을 땡하고 두드리자 큰 하품을 하고는 숨을 거두셨다. 선
사의 죽음에 직면하여 죽음이라는 것은 얼마나 장중하고 얼마나

엄숙한 것인가. 참말로 생야전기현 사야전기현(生也全機現 死也全機現)의 소식을 눈앞에서 보고 가능하다면 나도 저랬으면 하고 진지하게 희망하는 바였다.》

나는 이 문장 가운데 특히 '개산기에 돌아가십시오' 하고 말하는 부분에서는 정말로 마음이 찡했습니다. 스승이 위대하고 제자가 정말로 스승을 사랑하고 존경하고 있지 않다면 이런 말이 나올 수 없다고 생각했습니다.

세키 세이세쓰 노사가 얼마나 위대하다 하여도 세월이 흐르면 결국 천룡사(天龍寺)의 개산이나 중흥(中興)의 조의 명일에 기도를 드리는 정도가 되겠지요. 그러나 만일 개산기에 돌아가시면 그때의 중이 알고 있거나 몰라도 세이세쓰 노사를 위하여 기도하는 것이 되는 것입니다. 적어도 천룡사가 망할 때까지는 괜찮다 하는 기분이 아니었을까요.

그러면 종교인 이외에 암에 의한 죽음으로 우리들에게 교훈을 주는 보기는 없을까요. 여기에서는 로드니 넬슨이 『Cancer(1987년 2월호)』에 쓴 「그랜트 장군의 최후의 승리」라는 논문에서 그랜트 장군의 최후에 대하여 소개하겠습니다. 그랜트 장군은 물론 남북전쟁 때의 북군의 장군으로 17대 미국의 대통령입니다.

1884년 6월 2일에 복숭아를 먹고 있을 때 그랜트는 갑자기 인후(목구멍)와 얼굴에 강한 아픔을 느꼈습니다.

그후 몇 주일, 아픔은 되풀이되었습니다만 점점 목구멍의 건조감과 불쾌감이 쌓여 갔습니다. 필라델피아의 외과의사인 다코스타 박사가 왕진을 가서 그랜트를 진찰한 결과 목구멍의 아랫부분에서 종양을 발견했습니다. 그랜트는 그후 4개월간은 아무것도 하지 않았습니다.

점차로 아픔이 예리해져서 부인인 줄리아는 그랜트에게 의사의 치료를 받도록 주장했습니다. 그 결과 뉴욕의 당시 유명한 이비인후과의사인 존 핸코크 더글러스를 불렀습니다. 세포진(細胞診)의 결과 더글러스는 그랜트의 입 속의 종양은 암, 그것도 편평상피암이라고 부르는 것임을 확인했습니다.

그랜트는 "이것은 암인가?"라고 물었습니다. 더글러스는 망설이지 않고, 그러나 희망을 섞어가며 대답했습니다. "장군, 이 병은 중병입니다. 그러나 때로는 치료될 수도 있습니다"

한편 저명한 외과의사이며 독일의 프리드리히 2세와 제임스 거필드 대통령의 시의(侍醫)였던 조지 슈레디는 그랜트의 암은 수술로는 고칠 수 없고, 이것에 외과적 처치를 하는 것은 무의미하다는 결론을 내렸습니다.

그런데 이때 그랜트는 주식 브로커에게 속아 다액의 빚을 지고 있었던 것입니다. 즉 자기가 죽은 후 부인과 아이들의 생활을 어떻게 하나 하는 문제를 안고 있었습니다. 마침 그때 『허클베리 핀의 모험』으로 대성공한 마크 트웨인은 그랜트와 만나 회상록을 쓰도록 권했습니다.

한편 출판사와도 교섭하여 인세를 보증시켰습니다. 그랜트는 당장에 암의 괴로움은 있었지만 새로운 삶의 보람을 얻은 것이었습니다.

처음에는 낭비하지 않기 위하여 그랜트는 주 2회 전차로 더글러스의 진찰실을 방문했습니다. 처음에는 국소마취 덕분에 그랜트는 음식을 넘길 수 있었고, 그 뒤에 집필도 계속할 수 있었습니다. 그러나 점차로 상태가 나빠지자 어느새 외출하는 것이 불가능해져서 더글러스와 슈레디가 그랜트의 집을 왕진하고 모르핀과 코카인을 준 것입니다.

죽기 직전 그랜트는 코카인의 효과에 대해서 다음과 같이 적고 있습니다.

《나는 코카인의 효과에 대하여 될 수 있는 한 중립의 입장에서 판단하려고 해왔다. 결론으로서는 적당하게 주어지면 고통을 훌륭하게 제거해 준다는 것이다. 약을 맞으면 부근의 부분은 차차 마비되어 온다. 그리고 약간의 불쾌감은 있으나 아픔은 없다. 그러나 약은 필요 이상을 보다 많은 횟수로 섭취하는 경향이 있다. 자신은 될 수 있는 한 어제와 같은 양을 섭취하려고 생각하지만 이것이 어렵다는 것은 잘 알고 있다.》

코카인의 치료 후 그랜트는 집필을 계속했습니다. 그러나 그랜트는 드디어 말을 할 수 없게 된 것입니다. 그 때문에 필기로 의사와 대화했습니다만, 이 기록은 그랜트가 죽은 후 국회도서관에 기증되었습니다.

그랜트의 부인은 그랜트가 죽는다는 것을 인정하지 않았습니다만, 그랜트 자신은 자기의 죽음을 자각하고 있었습니다. 그리고 다음과 같이 썼습니다.

《과거 2주간 자신은 갑자기 체중이 감소하고 힘을 잃어 왔다. 자신은 이 이상 견딜 수 있다고는 생각하지 않는다. 의사에게 부탁하고 싶은 것은 자신의 고통을 될 수 있는 한 줄이는 것이고, 결코 연명책을 강구해 주지 않았으면 한다.》

그랜트는 1885년 7월 10일에 "2주간에 자신의 일은 끝난다"라고 말했습니다. 8일 후에 회상록의 2권째가 완성돼 출판사에 보내졌으며 7월 23일(딱 2주간 후)에 그랜트는 죽었습니다.

그랜트는 자기 가족의 생활이 지켜진 것을 확인하고서 죽은 것입니다. 그랜트의 회상록은 그로부터 10년 동안 32만 부나 팔렸습니다. 부인 줄리아에게 지불된 처음의 수표 액수는 20만 불이었습니다.

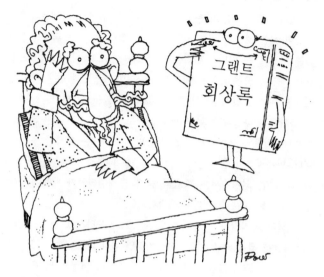

그림 31 '그랜트 쪽이 링컨보다 위대하다!'

유명한 작가 마슈 아놀드는 "이 책에서 읽는 한, 그랜트는 과거 가장 위대한 인간의 한 명이라고 말해도 좋고, 자신은 그랜트 쪽이 링컨보다 위대한 인물이라고 생각한다"라고 서술하고 있습니다.

논문의 필자 넬슨은 "이 책은 중병에 쓰러진 인물의 정신의 강함과 고귀함을 나타내고 있다"라고 말하고 있습니다.

넬슨은 덧붙여서, 이 말은 고통을 느끼고 있는 지금까지 한 번도 책 따위를 써본 적이 없는 인물에게 삶의 보람을 갖게 하며 책을 쓰게 한 마크 트웨인의 인간성과 동정심에 대한 찬사라고도 말하고 있습니다.

여기서 우리들이 그랜트 장군과 세키 세이세쓰 노사의 죽음을 맞이하는 모습을 생각할 때, 암 고지는 결국 본인의 문제라고 하는 것, 말하자면 당연한 결론에 도달한다고 생각합니다. 그랜트의 경우 확실히 사는 보람이 있는 일을 받았다라고 하는 것은 죽음을 맞이하는 나날에 큰 의미가 있었을지도 모릅니다. 그러나 어느 정도 그랜트 자신이 죽음을 직시하고 죽음에 대한 깨달음과 같은 것이 없었다면 마음을 안정시켜서 회상록을 쓰고 있을 수 없었을 것이라고 생각하는 바입니다. 한편 세이세쓰 노사 쪽도 오모리 소겐 노사에 대한 말은 죽음이 가까워진 사람의 말이라고는 생각할 수 없습니다. 마지막까지 종교인으로서의 직무를 다하려고 하는 자세입니다. 즉 어떤 의미에서는 '죽음의 문제'가 해결되었기 때문에 이와 같은 태도를 보일 수 있다고 생각합니다.

이 책의 마지막에 세키 보쿠오 노사도 말씀하시고 계시는 것처럼 "사람은 결국 죽을 때는 죽어 버리면 된다"라는 것이 되겠지요. "그런 것은 싫다. 그런 깨달은 것 같은 흉내를 어떻게 낼 수 있느냐?"라고 아우성쳐 봐야 결국 사람은 아우성치면서 죽어 버리는 것이기 때문에, 옛 시에도 "사람이 사는 세상은 모든 것이 거짓말과 속임수로 가득 차 있지만 죽는 것만은 정말이다"라고 했습니다만, 죽음이란 어떤 의미에서 모든 사람들이 인생에서 만나는 유일한 진실이라고 말할 수 있을지도 모릅니다.

◆ 물질과학의 입장에서

우리들의 외계에는 물체가 있습니다. 이것은 공간 속에 존재하며 시간과 같이 변화합니다. 이 물체의 위치, 운동, 시간에 대해서는 뉴턴이 확립한 뉴턴 역학(고전물리학)으로 완전히 모든 현상을 훌륭하게 설명합니다. 밥공기를 보기로 들자면, 밥공기를 쳐들어 올린

후 손을 떼면 밑으로 떨어집니다. 이때 지면에 충돌하는 장소와 충돌하는 속도는 밥공기를 손에서 뗀 높이를 알면 정확하게 계산할 수 있습니다. 그리고 실제로 계산한 대로 되는 것입니다. 이 계산을 이용하면 태양 주위를 도는 달의 운동도 월식, 일식의 시간도 엄밀하게 계산할 수 있고 예언할 수 있습니다. 그리고 이 법칙에 의하여 인공위성을 쏘아올릴 수도 있습니다.

이와 같이 원인과 결과가 1대 1 대응하여 이 사이에 조금도 애매한 곳이 없는 것을 '인과율(因果律)이 성립한다'라고 말합니다.

이것을 조금 더 요약하자면 충분한 정보가 있으면 인간은 과거도 미래도 예측할 수 있다는 것이 됩니다. 그리고 뉴턴이 말하는 것처럼 우주가 거대한 기계라고 한다면 우주에서 일어나는 모든 일은 이미 결정되어 있다는 것이 됩니다.

다음은 유한의 문제입니다. 우리들 가까이에 있는 물체는 유한한 형태를 하고 어떤 면적과 체적을 차지하여 존재하고 있습니다. 이 장소도 크기도 우리들은 정밀하게 측정할 수가 있습니다.

그러나 일단 원자, 전자 등의 소립자(素粒子) 분야로 들어가면 이 뉴턴 물리학의 법칙이 전혀 들어맞지 않게 됩니다.

노벨상을 받은 독일의 물리학자 하이젠베르크는 "일상의 현상을 기술하려고 하는 말, 위치, 속도, 색(色) 등은 소립자에 대하여는 모두 불확실하고 애매하며 결코 결정할 수 없는 것이 되어 버린다"라고 말하고 있습니다. 그리고 "하나의 원인에 대한 결과는 한 가지라고 결정되어 있지 않고 무한한 가능성을 가진 확률로서 나타난다"라고도 말하고 있습니다. 이것은 나중에 자세하게 쓰겠습니다만 여기서 드리고 싶은 말은 원자, 전자의 세계에서는 우리들이 알고 있는 인과율이 성립하지 않는다는 것입니다.

두번째는 인식(認識)입니다. 우리들의 주위에 있는 현상에서는 관찰자가 있건 없건 간에 현상은 변하지 않습니다. 즉 내가 있건 없건, 보건 안 보건 밥공기는 밥공기입니다. 그러나 원자의 세계에 서는 내가 존재(원자의 위치와 운동)를 조사하려고 하면 그 존재는 나의 조사방법에 따라서 변화해 버려, 누가 보아도 같은 곳에 존재 하는 원자와 전자라는 것은 존재하지 않는다는 것이 됩니다. 역시 노벨상 수상자인 울프강 파울리는 양자역학의 세계에서는 객관성 이란 존재하지 않는다, 세계상에서 우리들을 제거할 수는 없다라고 말하고 있는 것입니다. 그는 물리학이라는 것은 심리학에서 의식구 조의 연구가 되어 버린다고까지 말하고 있습니다. 이렇게 되면 인 간은 뉴턴 물리학으로 규정되는 것 같은 무력하고 불쌍한 존재는 아닙니다.

뉴턴 역학이 전부라는 세계에서는, 인간은 우주의 방관자이고 게 다가 인간 자신이 물리학으로 결정된 기계인 것입니다. 그러나 양 자역학(원자, 전자의 세계)에서는 '내'가 우주의 주체가 되는 것입 니다.

다음의 문제는 유한성입니다. 원자나 전자에서는, 한 곳에 존재한 다는 것은 말할 수 없습니다. 이것은 구름처럼 존재합니다. 이것을 확률운(確率雲)이라고 말합니다. 그러면 하나의 전자는 우주의 구 석구석까지 존재하는 것이 됩니다. 물리학자인 워커는 "우주에서 일어나는 사건은 모두 우주의 구석구석까지 영향을 미치게 할 수 있는 것과 같은 존재다"라고 말하고 있는 것입니다. 그리고 하이젠 베르크는 우리들의 주위에는 우리들과 무관한 세계는 존재하지 않 는다. 주관과 객관의 경계는 없어져 인간(인식)은 우주의 창조자가 된 것이다라고 말하고 있습니다.

이것은 얼마나 선(禪)과 비슷한 것인지요. 아라카네 노사도 말씀 하신 것처럼 우리들의 마음은 무한대입니다. 시공을 초월하고 있습니다. 그리고 우리들은 불성(佛性)이라는 것으로 되어 있고, 이것이 마음 그 자체라고도 말하는 것입니다. 그러나 이 무한한 것들이 모여 이루어진 현상세계는 유한하고 시간, 공간에 한정되어 인과율이 성립한다는 것입니다. 그리고 더 중요한 것은 표현의 문제입니다. 전자와 같은 소립자는 (1) 독립된 존재가 아니며 (2) 입자적인 성질과 동시에 파동적 성질을 가지고 (3) 전 공간을 가득 채우는 '장(場)'이라고 부르는 것이 서로 작용하여 출현한다라는 매우 알기 힘든 것이라고 합니다. 문제는 이것을 표현하는 데 우리들이 현상을 표현하는 위치라든지 속도라든지 시간 등은 엄밀하게는 사용할 수 없으나 이것을 쓰지 않으면 소립자에 대하여 표현할 수 없다는 것입니다.

하이젠베르크는 "일상체험의 말로는 소립자는 표현할 수 없지만, 만일 일상언어로 표현하면 안된다고 한다면, 전혀 양자역학에 대해서는 기술할 수 없다. 즉 아무것도 이야기하지 않을 수밖에 없다" 라고 말하고 있습니다.

여기에서도 깨달음을 일상언어로 표현할 수 없다는 것과 아주 비슷한 표현이 나타납니다.

선에서는 깨달음의 경지는(즉 본래의 마음은) 말로는 어떻게 표현할 수 없다고 합니다. 또 말은 깨달음의 방향을 가르치는 손가락과 같은 것으로 손가락 자체(말)는 깨달음이 아니다라고도 말합니다. 그리고 깨달음의 경지는 결코 타인에게는 알릴 수도 없으며 전할 방법도 없으므로 냉난자지(冷暖自知)라고 말합니다. 물질의 궁극에 대해서 현상론의 언어로는 전할 수 없다고 하는, 또 전할 방법이 없다고 하는 양자역학의 입장과 매우 비슷한 것이 아닐까요. 단지 문제는 이와 같은 물질의 궁극에 대하여 알았다 하여도 그림에 그린 떡으로 그것에 의하여 안심입명(安心立命)을 얻을 수

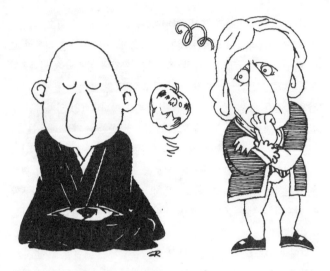

그림 32 인간은 뉴턴 역학에 규제되는 것 같은 무력한 존재는 아니다!

없습니다. 즉 배를 채워 주는 데 아무런 보탬이 못된다고 하는 것입니다. 참으로 그대로라고 생각합니다. 그러나 이론만 캐는 현대인에게 대하여는 과학이 도달하는 곳과 선의 극치와는 비슷한 곳이 많다라고 지적하는 것은 선의 깨달음이 존재하고 이것을 자득할 수 없어도 믿는다면 어느 정도의 안심을 얻을 수 있다고 하는 것을 납득시키는 데 도움이 되는 것이 아니겠습니까?

◆ 소립자로부터의 인식

소립자란 더 이상 나눌 수 없는 것, 즉 물질의 구성분 중 최소단

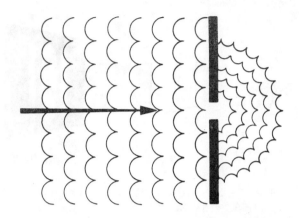

그림 33 파동의 회절. 파동이 방파제의 뒤쪽에서 동심원을 이루며 퍼져 간다.

위라고 말할 수 있는 것입니다. 가장 잘 알려져 있는 것은 전자입니다. 그런데 이제부터의 이야기를 위해 어떤 종류의 것은 이미 확정적으로 알고 있는 것으로 하고 믿어 주셨으면 생각합니다. 물리학 책이 아니기 때문에 기초부터 차근차근 이야기를 해나갈 수 없기 때문입니다.

우선 빛입니다만, 빛이 파동의 성질을 가진다는 것은 토머스 영이라는 사람에 의해 지적되었습니다. 보기를 들면 그림 33을 보아 주십시오. 방파제의 한쪽에서 나온 파동은 작은 입구를 통과하면 또 사방으로 퍼져 갑니다. 빛에도 이 성질이 있습니다. 한편 아인슈타인은 빛이 작은 입자라는 것도 발견했습니다.

그래서 지금 빛을 그림 34처럼 슬릿을 통과시키면 스크린에 주위가 뿌옇게 된 형태로 비추어집니다(이것은 빛이 파동이기 때문입니다). 이때 슬릿을 통과한 빛이 그림의 A점에 가는 것은 확률

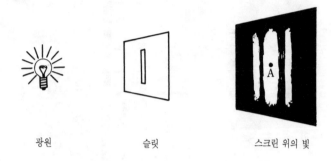

광원　　　　　　　슬릿　　　　　　스크린 위의 빛

그림 34　슬릿을 통과시킨 빛. 그것은 스크린 위에서 주위가 뿌옇게 보인다. A점에 검지기를 놓으면 광자가 거기에 왔을 때에만 기록된다.

(마치 일기예보의 내일의 비올 확률은 20퍼센트라고 하는 것입니다)로서만 나타낼 수 있습니다.

그리고 A점 등에 있을 확률은 슈뢰딩거가 도입한 파동방정식이라는 것으로 나타냅니다. 여기까지는 지금의 이야기를 믿을 수밖에 없습니다. 그래서 A점에 빛 검지기를 놓고 하나의 빛이 올 때마다 이것을 기록합니다. 물리학에서는 이 순간, 이 빛에 대한 파동방정식을 풀 수 있다(즉 해답이 나온다)라고 말합니다.

문제는 지금 그림 35와 같이 슬릿이 2개인 경우입니다. 만약 아래쪽의 한 슬릿만 열려 있을 때에는 그림 34와 같이 빛이 부딪치는 곳이 밝아지지만 위쪽의 2번째 슬릿을 열면 스크린 위에 밝은 곳은 그림 36의 왼쪽 스크린처럼 줄무늬 모양으로 됩니다. 제일 밝은 곳은 중심이며 그 좌우로 밝은 곳과 어두운 곳이 나옵니다. 이것을 물리학에서는 빛의 간섭에 의한 현상이라고 말합니다. 지금 A점에 검지기를 놓고 한 번에 1개만 빛 입자를 발사하는 총으로

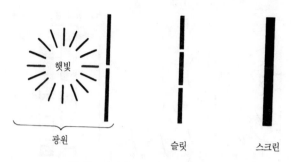

그림 35 슬릿이 2개 있을 경우(위에서 본 것).

스크린을 쏜다고 합시다. A점은 아래의 슬릿이 열려 있을 때는 그 입자가 부딪치지만(밝아진다), 위의 슬릿이 동시에 열려 있으면 여기에는 부딪치지(어둡다) 않습니다(그림 36 왼쪽의 줄).

그렇다면 도대체 하나의 광입자는 2개의 슬릿이 열려 있었다는 것을 어떻게 알고 있었을까요. 그리고 신기한 것은 이 정보가 어떻게 순간적으로 빛의 입자에 전해졌을까 하는 것입니다. 헨리 스탭이라는 물리학자는 이것을 다음과 같이 기술하고 있습니다.

《양자론의 불가해함의 핵심은 '어떻게 정보가 그렇게 빨리 전해지는가' 하는 것이다. 슬릿이 2개 있는 것을 입자는 어떻게 알고 있는 것일까? 어떤 곳에서 일어날 수 있는 것을 결정하기 위하여 다른 모든 곳에서 일어나는 것에 대한 정보를 어떻게 하여 모을 수 있는 것일까?》

그리고 워커는 《의식이 양자역학(어렵다면 원자물리학이라고 생각해 주십시오)의 모든 과정과 관련되어 있는지도 모른다. 실제로 일어나는 모든 사건은 궁극적으로는 양자역학적인 결과이기 때문에 대개는 사고력을 가지고 있지 않다고 하여도 확실한 의식을 가

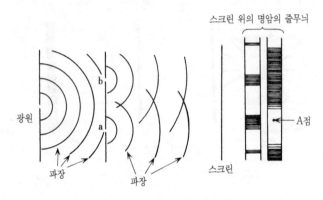

스크린 위의 명암의 줄무늬

광원

파장

파장

스크린

A점

그림 36 슬릿이 2개(a와 b) 있을 경우의 스크린 위의 명암. 왼쪽
의 줄은 a와 b가 열려 있을 때의 명암의 선(A점은 어둡다). 또 오
른쪽의 줄은 a만이 열려 있을 때의 명암의 선(A점은 밝다).

진다. 각각의 소립자는 우주의 구석구석에까지 영향을 미치게 하며
우주에서 수없이 '살고 있다'》라고 말하고 있습니다.

◆ 삶과 죽음의 과학

이 단락은 말하자면 이 책의 핵심이 되는 곳일지도 모릅니다.

1930년대에 오스트리아의 물리학자로 노벨상을 받은 어윈 슈뢰
딩거는 '슈뢰딩거의 고양이'라는 유명한 비유 이야기를 제창했습니
다. 제3장에서도 쓴 바와 같이 현상의 세계에서는 물체는(생물을
포함) 공간적으로도 시간적으로도 유한합니다. 또 인과율의 지배하
에 있습니다.

앞에서도 쓴 바와 같이 원자, 전자의 세계에서는 소립자는 시공

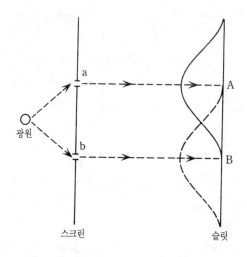

그림 37 스크린상에서 광자가 A점과 B점에 부딪칠 확률. 슬릿 a와 b가 양쪽 모두 열려 있을 때에는 간섭에 의하여 이와 같은 2개의 산으로 되지 않지만, 알기 쉽게 하기 위하여 이와 같이 그림으로 나타냈다.

을 초월하여 있고 인과율에 지배되지 않습니다. 이와 같은 소립자가 무한에 가깝게 모여서 만들어진 물체가 유한이 된다는 것은 머리에서는 이해할 수 있습니다. 그러나 특별히 깊게 생각하지 않으면, '아아 그런 것인가' 하고 지나쳐 버리고 맙니다. 그런데 '물체' 대신에 '생물'을 문제삼아 이것에 고전물리학과 양자역학을 적용시키면 지금까지 추상적으로 생각하여 알고 있던 것 같은 물리학상의 문제가 갑자기 현실미를 띠며 알 수 없게 됩니다.

　보기를 들면 소립자는 공간적으로도 무한대이고, 그 변화는 한 순간에 우주의 구석구석까지 영향을 미친다고 한다면, 왜 그것으로 구성되는 생물에게 '죽음'이 있는가 하는 문제가 나옵니다. 또 양자

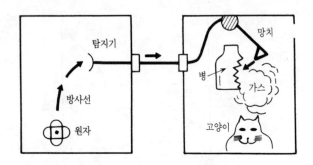

그림 38 슈뢰딩거의 고양이 실험. 왼쪽 상자 속의 원자핵이 붕괴하면, 그 정보는 오른쪽 상자에 전해져 망치가 청산가리가 들어 있는 병을 깨뜨리도록 되어 있다.

역학은 관찰자가 현상을 결정한다고 하지만, 여기에 생사를 집어넣으면 누군가가 관찰하여 확인할 때까지 생물의 생사는 결정할 수 없다는 이상한 일이 일어나게 됩니다. 이곳을 예리하게 찌른 것은 '슈뢰딩거의 고양이'의 비유 이야기라고 생각합니다.

그래서 우선 다시 한 번 소립자(빛)가 인식력을 가지고 있는 이야기로 돌아옵니다. 그림 37에서 나타낸 것처럼 빛이 2개의 슬릿을 통과하는 이야기입니다. 이때 광원에서 광선총을 쏘면, 스크린에 부딪치는 곳은(즉 밝아지는 곳은) 어떤 범위를 가지고 있습니다. 즉 부딪치는 횟수가 많은 곳과 적은 곳이 산 모양을 하고 있는 것입니다.

하나의 광자가 스크린 위의 어디에 오는지는 슈뢰딩거의 파동방정식이라는 것으로 나타냅니다. 그것에 의하면 확률의 산은 A와 B 두 곳에 있게 되고 빛은 슬릿 a도, b도 통과할 수 있는 것입니다. 그런데 빛이 A에 부딪쳤다고 하면, 이것은 슬릿 a를 통과해 온 것이기 때문에 파동방정식의 해답은 a를 통과했다고 하는 해답이 하나 나오게끔 변화합니다. 즉 B의 산은 없어져 버리는 것입니다. 이와 같이 실험(현상)이 일어나 결과가 나오면 파동방정식이 하나의 해답을 주게 되는데 이것을 '파동함수의 수축'이라고 말합니다. 그럼 다시 한 번 슈뢰딩거의 고양이의 이야기를 시작할까요. 지금 고양이를 그림 38과 같이 상자에 넣고, 다른 상자에 방사성 물질을 넣는다고 합시다. 이 방사성 물질은 핵분열(정말은 붕괴)하여 감마선을 내보냅니다. 그러면 이 정보가 고양이가 있는 방에 전해집니다. 고양이의 방에는 청산가리가 들어 있는 병이 있습니다. 만일 별실에서 방사성 물질이 붕괴하여 감마선이 나오면 여러 가지 기계가 작용하여 최종적으로 망치가 청산이 들어 있는 병을 깨뜨리도록 해 놓습니다. 지금 10분 사이에 방사성 물질이 붕괴하는 확률이 50퍼센트라고 합시다. 그러면 10분 후에는 고양이는 살아 있는지 죽었는지 어느 쪽의 확률도 50퍼센트라고 말할 수 있습니다.

여기에서 다시 한 번 슈뢰딩거의 파동방정식을 다루겠습니다. 현재 물질의 존재(상태)를 표현하는 데 이 파동방정식 이외의 식은 없고, 또 이것에 의하여 나타나는 결과는 실험과 현상을 완전하게 (물론 확률로입니다만) 설명한다고 되어 있습니다. 그렇기 때문에 "그런 바보 같은 일이 있을까. 이 세계의 현상이 방정식으로 나타낼 수 있다니" 하고 말하지 말고, 우선 과학의 집적(集積)을 믿어 주십시오. 또 하나 방사성 물질이 몇 시 몇 분에 분열하는지는 예언할 수 없습니다. 즉 확률로밖에 나타낼 수 없는 것입니다. 이것은 방사성 물질의 여러 가지 성질을 모두 조사하여 장래 발견될 수 있을 가능성이 있는 법칙을 안다면 언젠가는 예언할 수 있게 되겠지 하는 것과는 다릅니다. 절대로 할 수 없다라는 것에 의하지 않으면 원자, 전자의 성질을 설명할 수 없는 것입니다.

그래서 지금 10분 후에 파동방정식을 '풀어 주겠다'라고 한다면 무어라 할까, 고양이는 '죽어 있지도 살아 있지도 않다' 또는 '50퍼센트 죽어 있고 50센트 살아 있는' 상태라는 것입니다. "그런 바보같은 일이 있을까. 고양이에게 생과 사의 중간은 없는 것입니다. 실제 상자를 열어 보면 어느 쪽인지 알 수 있을 것이 아닌가."라고 말하겠지요. 바로 그렇습니다. 상자를 열어 보면 알 수 있습니다. 만일 내가 상자를 열면, 그때의 고양이는 살아 있는지 죽어 있는지의 어느 한쪽입니다.

여기서 다시 한 번 빛의 통과하는 길의 이야기를 기억해 내어 주십시오. 빛이 그림 37에 있는 슬릿 a를 통과하여 스크린에 부딪치면, 그때 파동방정식은 하나의 해답밖에 주지 않는 형태로 변해 버리는 것입니다. 즉 그 이외의 해답을 주는 식은 없어지는(즉 방정식은 축소해 버리는) 것입니다. 그렇기 때문에 내가 고양이의 상자를 연 순간 파동방정식은 하나의 답(고양이가 살아 있는지 죽었는지의)을 주는 것입니다.

이 예언할 수 없는 것에 대해서는 주사위의 눈과 자주 비교됩니다(외국에서는 동전을 던져서 앞뒤를 결정하는 이야기가 나옵니다만). 주사위를 던졌을 때 1에서 6까지 각각의 눈이 나올 확률은 $\frac{1}{6}$ 입니다. 그러나 주사위를 던지는 방법, 주사위의 크기, 그 외 모든 조건을 완전하게 안다면 던질 때 어느 눈이 나오는지는 예언할 수 있을 것입니다.

이것에 대하여 양자역학의 창시자의 한 사람, 닐스 보어는 1927년 9월 이탈리아의 코모에서 있었던 볼타회의에서 다음과 같이 말하였습니다.

원자, 전자의 세계에서는 물질의 상태에 대해서 파동방정식이 예언한 이상의 것은 말할 수 없다. 관측자가 측정하여 파동방정식이 '수축'하면 전자 등의 위치, 속도, 에너지를 알 수 있지만 그때까지

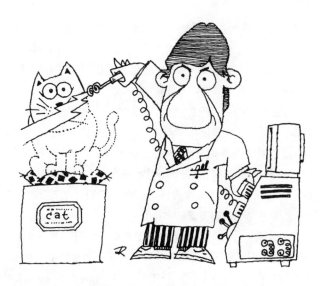

그림 39 측정하지 않으면 물질 등은 존재하지 않는다!

는 확률로서만 말할 수밖에 없다.

이것은 보어가 있었던 도시의 이름을 따서 코펜하겐 해석이라고 부르고 있습니다.

이렇게 되면 관측자가 측정하기 전까지는 물질은 보통의 의미에 서는 '존재하지 않는다'는 것이 됩니다.

이것에 맹렬하게 반대한 것이 그 유명한 아인슈타인입니다. 그는 양자역학(파동방정식)은 완벽하지 않다, 무엇인가 우리들이 알 수 없는 인자가 있으며, 이것을 알 수 있다면 현상은 결정할 수 있을 것이라 주장하고 보어와 몇 년이나 논쟁을 벌였습니다. 그래서 보어의 주장을 재정리합니다. 그는 동전을 던져서 만약 앞이 나오면 자동적으로 청산가리가 들어 있는 병이 깨져서 고양이가 죽고, 한편 뒤가 나오면 병은 깨지지 않고 고양이는 죽지 않는다는 메커니즘과 슈뢰딩거의 고양이가 들어 있는 상자와 비교를 했습니다. 동전을 자동으로 던지는 기계에서는 만일 동전을 던지는 각도, 속도, 공기 저항 그 외 우리들이 정확히 알 수 없는 인자가 있기 때문에 뒤가 나오는지 앞이 나오는지 알 수 없는 것이라는 논의는 정확할지도 모른다라고 했습니다. 그러나 이 동전 던지는 기계와 슈뢰딩거의 고양이의 상자와는 근본적으로 다릅니다. 소립자의 세계에서는 파동방정식으로 예언되는 확률만이 존재하고 그 이외에는 존재하지 않기 때문에 '자세하게 알 수 있다면 안다'라는 논의와는 근본적으로 다른 것이라고 말했습니다.

이 논의 속에서 보어 등은 관찰자(상자를 여는 사람)를 물리현상 속에 넣었습니다. 즉 관찰자가 상자를 열면 파동방정식이 하나의 해답밖에 주지 않게 된다라고 하고 있습니다. 그러면 파동방정식의 해답 또는 크게 말해서 원자, 전자의 위치 등은 관찰자가 측정하려 했을 때(즉 의식에 떠올랐을 때) 결정할 수 있는 것이 되고, 여기에서 물리학은 의식의 문제로 되어 버리는 것입니다.

그런데 이 해석은 큰 문제를 일으켜 버린 것입니다. 지금 내가 상자를 열어서 고양이가 죽어 있는 것을 확인했다고 합시다. 즉 나에게 있어서 파동방정식은 하나의 답을 준 것입니다. 그러나 내 방 밖의 친구에게는 나를 포함한 파동방정식은 수축해 있지 않습니다. 즉 여전히 고양이는 살아 있지도 죽어 있지도 않습니다. 그래서 그가 내 방에 들어와서 "고양이는 죽었는가"라고 물었다고 합시다. 내가 "죽어 버렸다"라고 말하면 그에게 있어서도 방정식이 수축되어 해답이 하나로 되는 것입니다. 이제부터 많은 철학자, 종교인들이 논쟁하는 곳이 됩니다. 즉 하나의 현상이 확립되는 것은 최종적으로 이와 같은 정보가 도달하는 사람, 즉 '신'이 이것을 알았을 때라는 논의가 유럽과 미국에서는 왕성하게 행해지게 되었습니다.

그래서 다시 한 번 슈뢰딩거의 파동방정식이 의미하는 곳으로 돌아옵니다. 슈뢰딩거에 의하면, 우주는 지각되지 않는 한, 무수의 가능성을 가진 존재입니다. 그러나 지각되면 하나의 결과밖에 존재하지 않게 됩니다. 그는 우주를 현실로 하는 것은 '자기 자신'이라고 말하는 것입니다.

종장

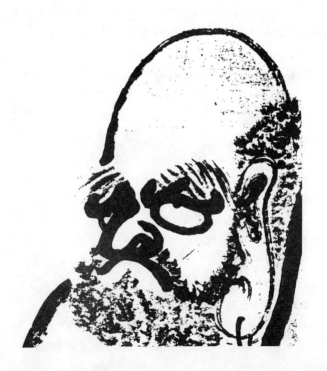

◆ 세키 보쿠오 노사에게 묻다

다카다 이번 책은 『죽음을 초월하는 마음의 과학』이라는 것으로 아라카네 덴린 노사와 대담하여, 그 속에서 여러 가지 일이 나옵니다만——마음도 그렇습니다만——그것을 의학과 과학 쪽에서는 어떻게 설명하는지에 관한 부분을 제가 맡아서 쓰고 있습니다. 여기서 먼저 여쭈어 보고 싶은 것은 극락에 갈 수 있다든지 또는 영혼은 불멸이라고 한다면 어느 정도 안심입명(安心立命)이랄까, 그런 것을 얻을 수 있습니다만, 선종(禪宗)의 경우에는 소멸해 버리는 것 같은 이야기가 되기 때문에. 우리들 일반인에게는 조금 더 색을 칠하여 안심입명 같은 것을 이야기해 주실 수는 없는지에 대한 것입니다.

그래서 전에도 잠깐 말했습니다만, 대등국사(大燈國師)라는 분이 유게(遺偈)에서 "허공 어금니를 깨물다"라고. 즉 죽은 뒤에는 어디로 가는지 알 수 없어 허공도 원통해하지 않을까 하는 것을 말하고 있는 것처럼 생각됩니다만, 저렇게 훌륭한 분도 죽으면 어떻게 된다는 것을 왜 말할 수 없는 것일까.……벌써 그것으로 충분하게 말하고 있지 않느냐 하시면 매우 곤란합니다만, 보기를 들면 노사 자신이 죽은 후에는 어떻게 되는 것인가 하는 것은 어떻습니까?

세키 그것은 의학 쪽이 확실합니다. 영혼 같은 것이 있다면 이 우주는 영혼투성이입니다. 이 지구상에 지금 인간은 50억쯤 있습니다만 인류가 발생하여 100만 년이나 되었다고 옛날에는 말했지요. 지금은 다르겠지만요.

다카다 400만 년 정도입니다.

세키 그 사이에 영혼이 모두 있었다면 이 세상은 영혼으로 파묻혀 버릴 것입니다. (죽으면) 공(空)으로 됩니다. 공입니다. 일체개

공(一切皆空)이라고. Nothing이 아니라 everything입니다.

다카다 조금 더 알기 쉽게 부탁드립니다.

세키 영혼이 있다 하는 등에 대하여 생각하고 있을 때는 진짜가 아닙니다. 없다고 하는 것도 좋지 않습니다. 유무라는 것을 끌어안으며 유무라는 것을 탈각(脫却)하지 않으면 안됩니다.

누구라도 죽고 싶지 않습니다만. 하기는 지금쯤 신무천황(神武天皇)이라도 살아 있다면 화가 나겠지만 지금까지 120세라든지 150세라 하여도 지구의 생명에 비하면, (손으로 나타내면서) 이런 것이지요. 20세에 죽는 것과 같습니다. 또 장수라는 점에서라면, 거리에 나가서 교통사고를 당해서 죽은 사람에 비하면 비록 1년일지라도 장수한 것입니다.

주도권은 혼이나 객관의 세계에 있는 것이 아니라, 자기 자신 안에 있는 것이기에. 혼과 같은 것 등을 말하고 있으면 이 세상은 유령투성이로 되어 버릴 것 같은데…… 나는 1928년(쇼와 3년)부터 중이 되었으니까 벌써 60년이지요. 한 번도 유령과 만난 적도 없고, 신기한 일을 본 적도 없습니다. 모두들 자주 신기한 일과 마주쳤다고 말합니다만 만약 마주쳐도 나는 그런 것을 긍정하지 않습니다. 없습니다. 그런 것은 원래 착각입니다. 환상입니다.

의사들이(머리를 가리키며) 마음이라는 것은 이런 곳에 있다고 말하지만, 여기서부터 이 주위를 잘라서 머리만 남겨 놓는다 해도 마음이 남는 것은 아닙니다.

인간이라는 총합(總合) 속에 마음은 하나의 역할로서 대뇌피질이라든지 무엇이라 하는지는 알 수 없지만, 여기에 있다고 임시로 의사가 결정한 것입니다. 그리고 몇 십억인지 모르지만, 몸의 세포가……세포는 몇 백억이었나. 옛날에는 기억하고 있었지만 그 세포가 죽어 버렸을 때, 모두 죽음이라고 칭합니다. 죽음이라는 것은

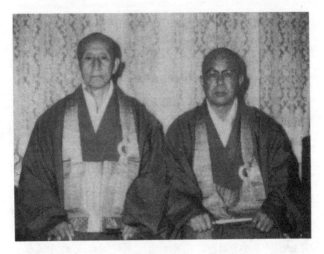

그림 40 천룡사 관장. 세키 보쿠오 노사와 함께. 덴린 노사는 세키 보쿠오 노사로부터 법등(法灯)을 계승했다(사진은 방광사과 관장 취임의 날).

생(生)이 있기 때문에 죽음이 있는 것입니다. 모두 태어나지 않으면 죽지 않습니다.

그것을 이번에는 철학이랄까, 그런 식으로 생각한다면, 삶과 죽음은 같습니다. 태어났을 때 죽어 있는 것입니다. 빨리도. 꼭. 요전에도 여기 교토에서 제일로 장수하여 105세에 죽은 사람이 있습니다. 105세 정도 살고서 장수라고들 말하지만 나도 내년에 만 87세가 되어 88의 축하연을 합니다. 그것도 임시의 세상에서 임시의 모습으로 하는 것입니다. 80 정도라는 것은 먼지 같은 것이지요, 우주의 생명에 비한다면.

그렇기에 죽을 때에는 죽어 버리면 좋다고 하는 것입니다. 죽을 때 살려고 하기 때문에 괴롭지요. 살아 있는 동안에 목이라도 매려

하거나 지붕 위에서 뛰어내리려고 하니까 고통이 있는 것입니다. 죽을 때에는 죽어 버리면 됩니다. 그뿐입니다. 그것을 여러 가지 이유를 붙여서——.

죽음에 가기까지의 공포라는 것, 또는 병에 대한 고통이라는 것은 괴로운 것입니다. 그렇기 때문에 30세에 죽어도 미소라 히바리(美空ひばり)처럼 52세에 죽어도 대왕생(大往生.)입니다. 저처럼 시끄럽게 떠들어대도 조금 지나면 아무도 기억하고 있지 않다…….

그처럼 한편으로 체념하는 태도의 사상과 그리고 살아 있는 이상은 많이 있는 뇌세포를 다 써버리고서 죽고 싶다는 소원을 가지고 있는 것이 있습니다. 그것을 선종 등으로부터 자주, 너무 간단하게 말한다고들 합니다.

그러나 진종(眞宗)이라든지, 신흥종교라든지, 창가학회라든지, 여러 가지가 있지요. 그것은 선종의 입장에서 보면 선종의 손길이 가닿지 않는 곳을 도와주고 있는 그것이 모두 출장소입니다.

그러니까 일본이라도 각 부현(府縣)에 의과대학이 하나씩 만들어졌다고 합니다만, 게이오 의과대학의 출장소입니다. 게이오의 입장에서 보면, 게이오 학부의 출장소입니다, 모두. 당신이 다니고 있는 하마마쓰 의과대학도 게이오의 출장소인 것입니다.

다카다 또 하나는, 불교에서는 숙명론은 받아들이지 않고 '선인선과(善因善果)'라든지 '인과응보(因果應報)'라든지 '적선의 집에 여경(餘慶)이 있다'라는 것처럼 우리들이 마음에 의하여 인과(因果)를 선택할 수 있는 것같이 생각하고 있습니다. 보기를 들면 좋은 일을 하거라 하는 것도 좋고. 그러니까, 선인선과라든지 인과응보라든지 적선의 집에 여경이 있다라는 가르침이 있다고 생각합니다.

그러면 우리들의 마음가짐의 방향에 의하여 인과를 선택할 수 있는 것이 아닌가. '인과는 속이지 말아라'라는 이야기를 아라카네 덴린 노사에게 여쭈어 보았습니다만, '네'라고 말하면 염력(念力)으로 되어 버립니다만, 미묘한, 우리들이 깊이 생각하는 것에 의하여 어느 정도 인과를 선택할 수 있고 우리들의 운명을 바꿀 수가 있지 않나 하고 나는 생각합니다만……

세키 할 수 있습니다. 전부는 할 수 없지만, 지금 여자로 태어났으면 하여도 그것은 할 수 없지만, 자기의 운명을 바꿀 수는 있습니다. 마음이라는 것도 밥공기인 것이다. 이런 것이라도 내가 죽어버리면 이런 것은 동시에 없어지는 것입니다. 나 개인에서 있어서는 지구가 없어지는 것입니다. 내가 "상쾌한 아침이군!" 하고 눈을 뜸과 동시에 지구가 태어나기 때문에……

그런 식으로 받아들이는 경우와, 지구라는 것은 몇 천 년, 몇 억 년의 옛날이 있었기 때문에 이쪽도 구더기처럼 태어났다 하는 식으로 적용하는 것도 있다.

이것이 아니면 안된다고 하는 하나의 방법은, 불교의 세계에서는 없습니다. 이 지구상에 딱 혼자만 살고 있고 무인도에라도 살고 있다면 도덕도 필요 없으며 불교도 필요 없습니다. 종교도 아무것도 필요 없습니다. 마지막에는 생명도 필요 없습니다.

불교의 근본에서부터 단체생활을 하기 위해서 양쪽에 다 사정이 좋도록 한, 길을 발견한 것은 유교입니다. 그러니까, 유교라는 것은 매우 상식적이고 잘 알 수 있지만 불교의 일부분입니다. 공(空)에서 태어나는 것입니다. 그렇기 때문에 2명이 있으면 2명 사이의 사정이 좋도록 100명이 있으면 100명의 단체 생활에 사정이 좋게, 될 수 있는 한, 좋은 가치가 있는 것을 끌어낼 것입니다. 그것이 유교의 길입니다.

불교는 도덕 정도가 아닙니다. 도덕도 포함하고 있는 그 이상의 것, 위라고 하는 것보다 내포하고 있는 것. 공이기 때문에 내포할

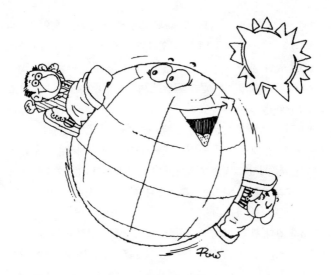

그림 41 "내가 눈을 뜸과 동시에 지구도 태어나기 때문에……"

수 있습니다. 창가학회(創價學會) 등은 선조의 무덤, 선조 그 자체
도 버리라고 말합디다만, 그럴 필요는 없습니다. 그런 일을 하면 부
자유스럽기만 합니다. 선종은 실로 좋은 종교라고(웃음) 어디를 가
나 말하고 있습니다.

　다카다　저도 비교적 숙명론이라든지, 영혼 같은 것을 별로 생각
하지 않게 된 하나의 이유는 불교의 그리고 선종의 노사분들의 이
야기를 듣고 정말이라고 생각하기 때문입니다. 그것은 동시에 이
책을 쓰는 이유이기도 하기 때문입니다만 의외로 인간이라는 것은
어떤 생각의 각도로 인생이 변하는 것이 아닌가 하고 생각하고 있
는 것입니다. 선종 쪽에서 말하면, 그런 억지이론을 말하지 말고 뱃
속에서 깨달아라 한다면 곤란합니다만, 그래도 생각하는 방도를 올

바른 방향으로 어느 정도 해준다면, 잘못된 것 같은 인생으로는 되지 않을 것이라고 생각하는 바입니다. 그래서 올바른 사고방식을 노사분들이 넓혀 주신다는 것은 매우 고마운 일이 아닐까 하고 언제나 생각하고 있기 때문에 끝없이 여러 가지를 여쭈어 보고 있는 것입니다만.

세키 이번에는 (인과를) 선택하는 것은 당신 자신이기 때문에 이제까지의 경험, 학문, 특히 의학과 같이 인간의 생명을 다루는 것에서 계속해서 그것을 선택하면 좋은 것입니다. 창가학회가 오든 천리교가 오든지. 하기는 그리스도나 석가님이 와서, 저어(감탄사) 재미있는 일이 있습니다.

3대 전의 관장, 이 분은 46세로 돌아가셨지만, 천룡사(天龍寺)의 큰 본당을 지은 가잔(峨山) 화상. 그 시절 석가님이라도 있었으면 고마워하셨을 것입니다. 그럼 석가와 달마가 일본으로 쳐들어 왔다면 중으로서 어떻게 하겠냐고 하자, 모두 대답을 할 수가 없었다. 그러자 가잔 화상은 일본으로 쳐들어 온다면 석가이건 달마이건 모두 죽여 버리고 말겠다고 말했다고 한다. 하기야 그리스도가 와서 죽으면 천국에 갈 수 있다고 말한다 해도, 빨리 가라고 하여도, 누구도 "네, 가겠습니다"라고 말하지 않습니다. 목사도 천국에 빨리 가는 것을 싫어하고 있습니다.

NHK의 「스즈키 겐지(鈴木健二)와 이야기하자」라는 것에서 ──그 사이에 「안녕하십니까?」하는 것으로 되었습니다만── 나는 무샤 고로(武者小路) 씨라든지 미간(三岸) 선생님과 이야기하고 싶다고 말하자 가마쿠라(鎌倉)인지 어딘지에 살고 있었지만 나올 수가 없어서 무샤 고로 씨의 손자가 와 주었습니다. 그때 기독교의 목사, 그리고 진종의 고승이라 부르는 사람, 그리고 여대생이 와 있었습니다. 그 뒤로 무샤 고로 선생님의 손자가 와서 여러 가지 이

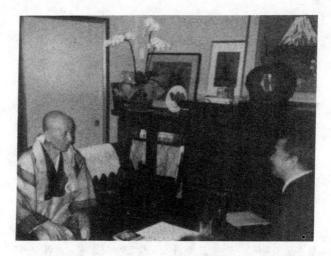

그림 42 "천국이 그렇게 좋은 곳이라면 당신이 빨리 먼저 가면 어떻습니까라고 하자, 여대생이 웃으며……"(왼쪽 세키 보쿠오 노사. 오른쪽 다카다 아키카즈 교수)

야기를 하고 정토진종(淨土眞宗)에서는 죽으면 연꽃 위에 앉아서 아미타(阿彌陀)가 따라 주는 술을 받는다고들 합니다. "그럼 자네, 빨리 가면 되지 않느냐. 싫지요. 선종은 석가님이 죽으라고 한다 해도 죽지 않는다."라고. 그러자 깜짝 놀라고 있었습니다.

"그리스도도 천국에 간다고. 그런 좋은 곳이라면. 당신 빨리 빨리 자기가 먼저 가면 어떻습니까?" 그렇게 말하자 여대생이 웃었고.

그리고 나는 그 당시 계속 설사를 하고 있었고, 스즈키 겐지 씨가 "세키 씨는 언제나 위산을 마시고 있는 것 같은 얼굴을 하고 있군요."라고. 때마침 동경에서 강연을 부탁받았을 때 그때도 설사를 하고 있었을 때였습니다. 무샤 고로 씨도 15~16년 전에 돌아가셨고, 91인가 92세에. 여기에도 무샤 고로 씨가 왔었습니다. 도

시샤(同志社)의 그리스도교를 믿고 있는 사람이 모셔 왔습니다.

그러니까 천국이라든지 어디든지 그런 곳은 없습니다. 임시로 천국이나 지옥을 정하거나 극락이라는 것을 만들어서 살아 있는 인간에게 희망을 주는 것입니다. 그것은 뒤에 그리스도든지 석가님이 또는 성인과 같은 사람들이 생각한, 단체생활에 필요한 것을 서로 내놓았던 것입니다.

선종에서도 죽으면 마지막이다. 재가 된다. 되어 버리는 것입니다. 하기야 석유를 확 뿌려서 큰 소각로에서 인간을 태운 후, 혼이 남은 일을 기억하고 있을 수 있습니까?

다카다 "아니오. 아니오."

세키 기억하고 있을 수 없지요. 그런 비과학적인 것이 아니라 선종은 과학에도 딱 맞고 의학에도 맞으며 다른 종교처럼 거짓말을 하지 않습니다. 방편이기 때문입니다.

천태종(天台宗) 등은 지옥 극락을 그렇게 떠들석하게 말하지 않습니다. 진언종(眞言宗)도 방편으로서 말하지만, 천태나 진언이라는 것은 비교적 행(行)을 중시합니다. 얼마 안되는 것이긴 하지만.

내가 천룡사(天龍寺)에 온 1930년(쇼와 5년)경, 곤도코(今東光)와 미야지마 호슈(宮島蓬洲)라는 작가로서는 팔리지 않는 기쿠쓰 히로시(菊池寬)와 싸워서 팔리지 않게 되어 중이 된 사람이 있었다. 그가 천룡사에 와서 술을 마셨습니다. 나도 많은 술을 마셨습니다. 곤도코는 마시지 않지만 미야지마 호슈라는 사람은 술버릇이 나빠서. 그리고 곤도코도 미야지마도 체격이 컸습니다. 그들은 소나무숲에서 몸싸움을 하곤 했습니다. 내가 수행장(修行場)에 간 후……. 재미있는 사나이들이었습니다.

그리고 곤도코는 확실했습니다. "극락정토, 그런 것이 있다는 게 말이 되느냐." 하고 암수술을 하여 꺼내자 "분하다. 나는 이것을 먹어 버리고 싶다."라고.

그런 것이 없다고 부정하면 안된다. 있다고 하여도 진짜의 것이 아니다. 없다고 하여도 진짜의 것이 아니다. 어떤 때에는 있다고 하여도 좋은 것입니다. 없다고 하는 것도 있습니다, 사람에 따라서.

이 책[전저(前著)『병은 마음으로부터의 과학』]은, 처음 부분은 조금 정신에 치우쳐 있고 마지막 쪽은 어렵군요. 의학의 온오(蘊奧), 온축(蘊蓄)을 기울여서.

다카다 그렇지는 않습니다만, 「마음과 노화」라는 곳에 써 있습니다만, 외국에서 평균수명——노사는 평균수명보다 깁니다만——보다 오래 산 사람의 젊었을 때 일을 여러모로 조사하여, 도대체 어떠한 삶을 살아 온 사람이 건강하고 노후에 장수하는가 하는 것을 조사한 결과가 있습니다.

그러면 제일 관계가 있는 것이 일에 대한 만족, 둘째는 자기 지역이라든지 가정에 공헌하여 거기서 존경받는 것, 셋째는 건강, 넷째는 담배를 피지 않는다는 것으로 조금쯤 몸이 안 좋아도 일에 몰두하여 모두로부터 존경받고 있으면 장수한다는 통계가 나왔습니다.

그래서 지금 망령든 노인이라든지 여러 가지로 말들하여 사회가 보살피지 않으면 안된다든지, 가족이 은혜를 갚는다는 의미에서 하지 않으면 안된다는 등 말하고 있습니다. 그러나 여러 가정을 보아도 역시 한계가 있다고 생각합니다. 며느리는 며느리 입장에서 꽤 큰일이기 때문에.

그러면 젊었을 때의 인생관이 노후의 건강에 매우 크게 관계하고 있다면, 젊었을 때부터 그런 쪽으로 기분을 맞추어서 될 수 있는 한 모두가 건강한 노후를 보내면 좋지 않을까 하는 것을 말하자, 고단샤(講談社) 사람이 이 책 꽤 팔렸으니까 그럼 아라카네 덴린 노사가 요즘 텔레비전 등으로 유명하니까 여러 가지 이야기를 듣고 남은 자들이 어떻게 살아나가면 좋은지 어차피 우리들도 병에 걸려서 죽을 것이기 때문에 그것에 대하여 어떤 식으로 맞이하면 좋은지 책으로 하면 어떨까 해서.

요전에 노사도 말씀하셨듯이 상당히 가깝지 않은가 해서 본인은 내년 6월이 원명각(円明閣)의 완성입니다만……

세키 그때까지 견딜 수 있을까?

다카다 올해 말까지……. 단 이런 이야기를 하면 매우 힘이 나시는 것 같다고나 할까…….

세키 견딜 수 없을 것이라고 생각합니다. 요전에 목소리를 듣고 아아, 이것은 좀 하고. 간암을 발견했다고 들었을 때 암연구의 무엇이라고 했던가. 위장을 떼어내고 지금 건강하여 요전에 고문이 되었다고 합니다만, 그때 물어보자, "아마 5년 정도다"라고 말했습니다. 잘 나가면 이겠지만, 5년 정도라고. 5년쯤 지나지 않았습니까?

다카다 치료를 시작해서 3년이고 이것도 긴 편입니다. 상당히 장수하는 편입니다.

세키 지금, 금옥(金玉, 불알)의 옆쪽에서 카테터(가는 고무호스)를 넣어서.

다카다 네, 그래서 세포로 가는 혈액을 고갈시켜 버리는 것입니다. 혈액이 가지 않도록 하여. 식량공격을 하는 것. 단지 될 수 있으면 살아계시는 동안에 책을 내고 싶어서 그래서 이렇게 된 것입니다.

세키 이번에는 좀더 알기 쉽게 쓰십시요. 나, 이것을 봤지만 조금은 기초의학의 지식이 있어도 모르겠네.

다카다 그래서 『죽음을 초월하는 마음의 과학』이라는 제목으로 혹시나 써주셨으면……

세키 쓰겠습니다.

다카다 감사합니다. 바쁘실 텐데.

세키 그건 그렇고. 나 자신이 30년이나 많은 술을 마셨습니다. 그런데 3년 전 정도부터 그렇게 맥주가 맛이 없다. 그러나 밖에 나가서 맥주집이라든지 술집에서는 마신다. 맛있다. 그런데 이 근처의 병원에 가서 혈액을 채취하여 측정했더니 알코올성 간염이라고.

그것이 재작년의 9월 24일에 알았기 때문에 그날부터 술을 그만두고 1년간 그 의사 선생님이 말씀하신 대로 조심했습니다. 부립(府立) 의대를 나온 분입니다만, 3일간은 이곳으로 의사가 와서 주사를 놔줍니다. 그리고 3일간은 근처이기 때문에 아침 일찍 가서 진찰을 받고. 그렇게 1년간 요양했더니 더 나빠졌습니다.

그래서 이것 안되겠다 하여 내 사촌 중에 도호쿠테이(東北帝) 대학의 의학부를 나온 의사가 있으며 또 여자 의사도 있습니다. 도호쿠테이 대학을 나온 의사는 나보다 2살 아래로 요전에 죽었습니다만 여자의전을 나온 사람은 아직 살아 있어서 물어보니 "산승(山僧)아저씨, 30년이나 많은 술을 마셔서, 간장이 나빠지면, 치료될 수 없어요."라고 말하는 거요. 그래서 내가 "그것이 의사가 할 소리냐?" 하자, "요양하면 생명은 조금은 더 견딜 거예요."라고 말하는 것입니다.

그래서 게이오 대학에도 한방의 선생님이 있었습니다. 그 의술을 배운 사람이 교토에 있는데 이 사람은 부립의대를 나와 전쟁에 나갔다 와서 간경변 같은 것이 되어 반년 입원해도 치료되지 않았습니다. 자기도 의사라고 친구에게 말하자, "간장을 고치는 약은 없다"라고.

그리고 도쿄의 한방 선생님에게 제자로 들어가서 대강 고쳤습니다. 막았습니다, 진행하는 것을. 내가 거기에 다니면서 지금 딱 8개

162

월이 됩니다만 쾌식쾌변입니다. 그래서 "이렇게 먹는 음식이 맛있으면 죽을 수 없겠는 걸" 하고 말하고 있습니다. 그러나 간장이 나쁩니다.

그리고 그 선생님한테 다녔을 때는 얼굴이 검었습니다. 덴린 같은 색이 되었고, 그리고 100미터쯤 걸으면 지쳐서 한 번 쉬지 않으면 안되었습니다. 그것이 지금은 이 경내는 1.5킬로 정도 되는데, 매일 아침 걸어서 겨우 회복했습니다.

옛날에 쇼사이고토(小柴胡湯, 한방약의 이름)라는 것이 있었으나 그런 것과는 다릅니다. 쇼사이고토도 들어가 있지만.

그러나 식이요법이 어렵네요. 과일은 일체 먹으면 안된다고. 과일을 먹을 수 없다고 하는 것도 난처하네요. 간이란 그런 것입니까?

다카다 나는 다른 선생님의 치료에 관해서는 입을 열지 않기로 했기 때문에. 반대로 많은 노사가 나온 것 같아서 갈피를 못잡겠습니다.

세키 그래서 술은 일체 안된다 하지만 과일, 그리고 수박, 가지 등도 나쁘니 끓여서 먹으라고. "(비타민)C가 모자라지 않습니까?" 하고 내가 물었습니다만……. 그리고 나서 검사해 보니 진행하는 것이 멈춰 있었습니다. 그런데 죽지 않을 수는 없지요.

무덤은 5, 6년 전에 준비했다.

그리고 죽기 전에는 옷과 입을 것을 일체 새로운 것을 만들어서 열반의(涅槃衣)로……열반이라는 것은 죽는다는 것입니다. 깨달음이기도 하지만 죽는다는 것. 제자에게 말하여 일체 새로운 것을 준비해 놓았습니다.

관도 만들어져 있습니다. 관은 아름드리 나무를 등지원(等持院)이라는 곳에서 잘랐습니다. 그러자 문화재(보호의원회)에서 몹시 심하게 꾸중을 들었습니다. "자기 절의 나무를 자르는데, 무슨 할말이 있는가?" 하고 말하고 있습니다만.

그리고 "옛날에는 관 속에 열반의로 깨끗이 하여 지팡이를 넣거나 짚신을 넣거나, 죽은 사람 목에 걸어 주는 주머니를 넣었습니다. 그리고 옛말에 '삼도내[三途川, 죽은 사람이 저승에 갈 때 건넌다는 내]'라고. "농담하지 마라. 나는 삼도내도 어디도 건너지 않는다. 재가 되어 버리니까 그런 불결한 것을 넣지 마라. 코티향수라도 많이 있으면 그것이나 뿌려 놓아라 새로운 것은 태우니까 아깝다 하여 낡은 옷을 입히지는 말아라." 하고 유언해 놓았습니다. 이 근처의 소각장에 가서 금방 태워 버리기 때문에. 그러니까 아깝다고 해서 나한테 낡은 옷을 입히지 말라고.

웃더군요, 제자가.

무덤이 만들어지고 여름, 겨울의 열반의가 만들어져 있고, 관이 만들어지고, 죽고 나서 할말이 없게 유언도 분명히 해놓았고 이제 아무 것도――.

언제 죽어도 좋게끔 준비해 놓으면 오래 살 수 있습니다. 천룡사(天龍寺)를 이어갈 제자에게 "하는 김에 네 무덤도 준비해 놓자."라고 말하자 "우와――(비명소리)"라고 했습니다.

내 간장도 언제까지 살 수 있을까요.

죽음을 초월하려고 생각한다면, 죽을 때 죽으면 그것으로 족하다. 죽음에 저항하지 않고, 죽음과 일치한다. 그것으로 죽음을 초월할 수 있는 것이지요.

맺음말

「만남」이란 곳에서도 썼습니다만, 고단샤(講談社)의 S씨와 카메라맨 한 사람, 나와 연구실의 U군 4명이 방광사(方廣寺)의 삼생원(三生院)으로 아라카네 노사를 방문한 것은 1989년(헤이세이 원년) 7월 13일 일이었습니다.

노사는 먼저 NHK의 「일본 zoom-up」을 볼 것을 권하여 우리들은 노사와 같이 보았습니다. 그 후 대담으로 들어갔습니다만 나의 유치한 질문에도 인내심 있게 쉬운 보기를 들어서 설명해 주셨습니다. 특히 「삶과 죽음」의 부분에서는 유명한 슈뢰딩거의 고양이 비유이야기가 유럽과 미국에서도 큰 화제가 되어, 동양 사상 특히 불교와 관련지어 논하고 있는 것이 많기에 이것에 대하여 여러 가지 질문을 하려고 생각하였습니다만 시간도 없었기 때문에 충분한 응답을 할 수가 없었습니다.

그래서 다시 한 번 이 부분을 자세하게 다루기 위하여 대담을 부탁하여 7월에 다시 방문하였습니다. 이 내용은 참고로 하기 위한 것으로 이 책에서는 문제삼지 않았습니다.

한편 나는 천룡사의 현 관장으로 아라카네 노사의 스승이신 세키 보쿠오 노사에게도 이야기를 듣고 싶다고 생각하고 있었습니다. 특히 아라카네 노사는 보쿠오 노사로부터 '법을 이었다'라고 전해졌고 도대체 선에 있어서 '법등(法燈)'이라든지 '법을 잇다'라고 하는 것은 어떤 것인가를 듣는 편이 아라카네 노사의 입장을 독자가 잘 이해할 수 있는 것이 아닌가 생각한 것입니다.

그래서 무모하게도 천룡사에 전화하여 보쿠오 노사에게 사정을 설명하여 대담을 신청하였습니다. 보쿠오 노사는 고령이시기도 하고 매우 바쁘신 것 같아 면회 일시가 좀처럼 결정되지 않았습니다. 조금 단념하고 있을 때쯤 갑자기 "천룡사에서 전화왔습니다"하여 전화를 받아보니 보쿠오 노사 그분으로부터였습니다. 이렇게 하여 8월 7일 2시에 천룡사에서 이야기를 들을 수 있게 되었습니다

원래 세키 보쿠오 노사의 책은 읽고 있었기 때문에, 노사가 게이오의 의학부를 중퇴하여 선사(禪寺)에 들어가 천룡사의 세키세이 세쓰 노사의 슬하에서 수행하여 그 법을 이었다고 하는 것도 알고 있었습니다.

보쿠오 노사를 만나자 느닷없이 옛날의 게이오의 이야기가 되어 게이오의 생리학 교실의 초대교수로 나도 가르침을 받은 가토 겐이치(加藤元一) 선생님의 이야기로 이어지는 것이 아니겠습니까? 나는 놀랐습니다. 그리고 대담의 끝에 "나는 하야시 다카시(林高棠) 씨와도 천룡사에서 몇 번인가 만났다. 여러 가지 이야기를 하고 있자, 자네도 지금 이야기한 것 같은 것을 책으로 하면 어떻겠느냐, 출판사도 소개해 주겠다 하셔서 낸 것이 처음의 책이다."라고 말했습니다. 이것에는 정말로 깜짝 놀랐습니다. 그리고 이번의 회견은 참으로 하야시 선생님이 이끌어 주신 덕분이라고밖에 생각할 수 없었습니다. 실제로 내가 게이오의 의학부 출신으로, 하야시 선생님의 제자인 것에 보쿠오 노사의 마음을 움직여 나와 만나 주시겠다는 기분이 드신 것이 아닌가 생각했습니다.

그리고 이 대담의 속기록을 노사에게 보내 드리자, 바쁘심에도 불구하고 곧 손을 보셔서 다시 보내 주셨습니다. 정말 거듭거듭 호의에 감사드릴 말도 못 찾겠습니다.

그리고 한편 아라카네 노사는 몸도 좋지 않으셔서 속기록의 손
질도 좀처럼 앞으로 나아가지 않았습니다. 그러나 나로서는 살아계
시는 동안에 이 책을 꼭 출판하여 노사에게 보여 드리고 싶다고 생
각하고 있었기 때문에 실례인 줄 알면서 계속, 서둘러 주시도록 부
탁했습니다. 9월 19일에 전화로 연락이 있어 9월 21일에 방문하
게 되었던 것입니다.

그런데 나의 생가인 보리사(菩提寺)는 시미즈(淸水市)의 에지리
(江尻)에 있는 법운사(法雲寺)라는 절로 대대로 단가총대(檀家總
代)와 같은 일을 하고 있었습니다.

그 현 주지의 선선대(先先代)가 방광사의 관장으로서 유명한 아
시카가 시바야마(足利柴山) 노사의 형님으로 육친관계에서는 이분
은 현 주지의 조모의 아버지가 된다는 것이었습니다.

나 자신은 방광사의 관장과 대담을 하게 될 줄은 꿈에도 생각하
지 못했기 때문에 참으로 인연인 것처럼 느끼고 있습니다.

끝으로, 나는 물리학의 전문가가 아니기 때문에 잘못된 점이 있
는 것을 우려하여, 이바라키(茨城) 대학 명예교수인 가네야마 히로
요시(金山廣吉) 씨와 하마마쓰 의과대학 교수인 미나미 호요(南方
陽) 씨에게 원고를 읽어 주시기를 부탁드렸고 많은 귀중한 충고를
받았습니다. 여기서 진심으로 감사드립니다.

물론 이 책에 잘못된 점이 있다면 전부 나의 무이해에 의한 것은
말할 나위도 없습니다.

다카다 아키카즈(高田明和)

옮긴이의 말

1991년 일본 오사카의 한 책방에서 이 책을 발견하고는 오늘날 불의의 사고나 갑작스런 불치의 병으로 고통받고 있는 현대인들에게 큰 도움을 줄 수 있는 좋은 책이라 생각되어 번역하게 되었습니다.

이 책은 다카다 아키카즈라는 의사가 간암선고를 받은 일본 선종(禪宗)의 한 종파인 임제종의 아라카네 덴린 노사(老師)를 주인공으로 해서 쓴 책입니다. 그는 여기서 덴린 노사의 특이한 출가과정과 암선고 후에도 평상심(平常心)을 잃지 않고 평생 뜻을 세웠던 청소년 교화도량인 원명각(円明閣)을 짓는 데 온 정성을 기울이는 모습을 사실 그대로 묘사하여 사람들에게 큰 감동을 주었을 뿐만 아니라 이를 통해 죽음을 바로 직시함으로써 삶과 죽음을 초월할 수 있다는 가르침을 주고 있습니다.

한편 그는 의사의 입장에서 많은 의학적, 심리학적 자료를 준비했을 뿐만 아니라 전문가의 조언을 들어가면서 소립자 물리학의 입장까지도 다루면서 폭넓은 과학적 상식을 가지고 종교와 상치됨 없이 삶과 죽음의 관계를 이해시키려고 애를 썼기 때문에 종교뿐 아니라 자연 과학에 관심있는 분들에게도 많은 도움이 되리라 생각됩니다.

끝으로 옮긴이의 경우 전공이 소립자물리학이며 동시에 참선을 십수년간 수행해왔기 때문에 이 책의 내용이 더욱 실감나서 번역

을 하였으나 아직 여러 가지 면에서 매우 미숙하기 때문에 독자 여
러분의 많은 조언을 부탁드립니다.

                                              1993년 11월 19일
                                         서강대 연구실에서 박영재

죽음을 초월하는 마음의 과학   **B138**

1994년	1월	5일	인쇄
1994년	1월	15일	발행

옮긴이   박영재 · 박영삼

펴낸이   손영일

펴낸곳   전파과학사

서울시 서대문구 연희2동 92-18

TEL. 333-8877 · 8855

FAX. 334-8092   1956. 7. 23. 등록 제10-89호

공급처 : 한국출판 협동조합

서울시 마포구 신수동 448-6

TEL. 716-5616~9

FAX. 716-2995

• 판권본사 소유   • 파본은 구입처에서 교환해 드립니다.

                               • 정가는 커버에 표시되어 있습니다.

ISBN   89-7044-138-7   03510

BLUE BACKS 한국어판 발간사

블루백스는 창립 70주년의 오랜 전통 아래 양서발간으로 일관하여 세계유수의 대출판사로 자리를 굳힌 일본국·고단샤(講談社)의 과학계몽 시리즈다.

이 시리즈는 읽는이에게 과학적으로 사물을 생각하는 습관과 과학적으로 사물을 관찰하는 안목을 길러 일진월보하는 과학에 대한 더 높은 지식과 더 깊은 이해를 더 하려는 데 목표를 두고 있다. 그러기 위해 과학이란 어렵다는 선입감을 깨뜨릴 수 있게·참신한 구성, 알기 쉬운 표현, 최신의 자료로 저명한 권위학자, 전문가들이 대거 참여하고 있다. 이것이 이 시리즈의 특색이다.

오늘날 우리나라는 일반대중이 과학과 친숙할 수 있는 가장 첩경인 과학도서에 있어서 심한 불모현상을 빚고 있다는 냉엄한 사실을 부정 할 수 없다. 과학이 인류공동의 보다 알찬 생존을 위한 공동추구체라는 것을 부정할 수 없다면, 우리의 생존과 번영을 위해서도 이것을 등한히 할 수 없다. 그러기 위해서는 일반대중이 갖는 과학지식의 공백을 메워 나가는 일이 우선 급선무이다. 이 BLUE BACKS 한국어판 발간의 의의와 필연성이 여기에 있다. 또 이 시도가 단순한 지식의 도입에만 목적이 있는 것이 아니라, 우리나라의 학자·전문가들도 일반대중을 과학과 더 가까이 하게 할 수 있는 과학물저작활동에 있어 더 깊은 관심과 적극적인 활동이 있어주었으면 하는 것이 간절한 소망이다.

1978년 9월

발행인 孫 永 壽